编写委员会

主　编： 寄　婧（甘肃省中医药大学第一附属医院
　　　　　　　　甘肃省中医院）

副主编： 杨宁宁（甘肃省中医院）
　　　　　白晓蓉（甘肃省肿瘤医院）
　　　　　包晓玲（甘肃省肿瘤医院）

编　委：（以姓氏笔画为序）
　　　　　冯雅文（甘肃省中医院）
　　　　　孙　勃（甘肃省中医院）
　　　　　李　宁（甘肃省中医院）
　　　　　李进霞（甘肃省中医院）
　　　　　李海军（甘肃省中医院）
　　　　　时　斌（甘肃省中医院）
　　　　　张　苗（甘肃省中医院）
　　　　　张丽蓉（西北师范大学）

寄　婧 ■ 主编

乳腺癌术后常见临床问题的康复解决方案

RUXIANAI SHUHOU CHANGJIAN LINCHUANG WENTI DE KANGFU JIEJUE FANGAN

蘭州大學出版社
LANZHOU UNIVERSITY PRESS

图书在版编目（CIP）数据

乳腺癌术后常见临床问题的康复解决方案 / 寄婧主编. -- 兰州 : 兰州大学出版社, 2022.6
ISBN 978-7-311-06311-5

Ⅰ. ①乳… Ⅱ. ①寄… Ⅲ. ①乳腺癌—外科手术—康复 Ⅳ. ①R737.909

中国版本图书馆CIP数据核字(2022)第101578号

责任编辑 王曦莹
封面设计 曲 丹

书 名 乳腺癌术后常见临床问题的康复解决方案
作 者 寄 婧 主编
出版发行 兰州大学出版社 (地址:兰州市天水南路222号 730000)
电 话 0931-8912613(总编办公室) 0931-8617156(营销中心)
0931-8914298(读者服务部)
网 址 hhttp://press.lzu.edu.cn
电子信箱 press@lzu.edu.cn
印 刷 甘肃发展印刷公司
开 本 787 mm×1092 mm 1/16
印 张 14(插页6)
字 数 259千
版 次 2022年6月第1版
印 次 2022年6月第1次印刷
书 号 ISBN 978-7-311-06311-5
定 价 56.00元

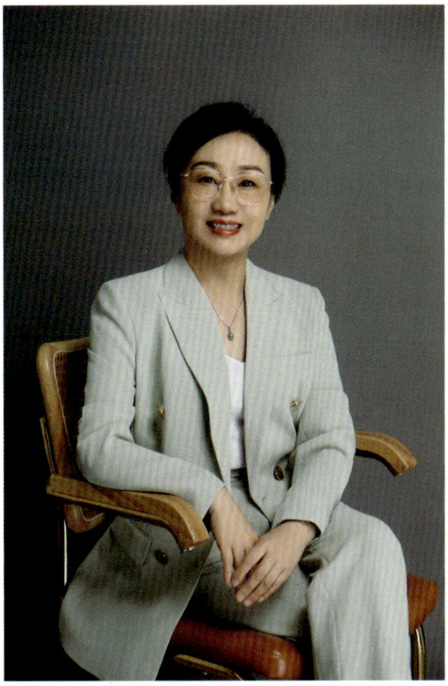

寄婧，康复医学主任医师。硕士研究生导师。

1991 年毕业于兰州大学临床医学专业，2005 年在中国康复研究中心进修学习，2018 年赴瑞典延雪平大学和卡罗林斯卡医学院访问学习。现任甘肃省中医院康复医学科主任，康复骨科主任；甘肃省康复医学会副会长兼秘书长；中国中医药研究促进会针灸康复分会副会长；甘肃省老年医学会骨科康复专业委员会主任委员；中国康复医学会创伤康复专业委员会常务委员；中国康复医学会慢病康复专业委员会常务委员；中华物理与康复学会康复治疗学组、骨科康复学组、神经康复学组委员；中国康复医学会康复治疗专业委员会委员。荣获甘肃省首届优秀医师、中国康复医学会“2020 年度康复服务行”优秀个人和 2021 年优秀康复医师称号。从事临床康复工作 30 年，擅长各类中枢神经损伤、骨科（术后）及慢性疼痛等疾病所致的运动、言语语言与吞咽，及认知功能障碍的综合康复评定及治疗。主持完成科研课题 16 项，荣获省级科技进步二等奖 2 项，承担甘肃省重点研发项目和兰州市人才创新创业项目 3 项。发表国家级论文 20 余篇，获发明专利 4 项，著作 5 部。

序　言

根据世界卫生组织国际癌症研究机构发布的2020年全球最新恶性肿瘤数据显示，乳腺癌全球新发病例高达226万例，为全球最常见的恶性肿瘤。同期，中国乳腺癌新发病例数为42万例，为中国女性恶性肿瘤新发病例数之首，严重威胁女性健康。

随着早期检测方法和治疗手段的不断发展与改进，乳腺癌患者的生存率获得了显著提高。与此同时，患者的康复需求及生活质量也倍受关注。2016年，国务院印发的《“健康中国2030”规划纲要》中提出，将恶性肿瘤列入慢性疾病管理范畴。乳腺癌作为发病率与治愈率均较高、生存时间较长的恶性肿瘤，应该成为肿瘤慢性病管理的典范。因此，肿瘤患者的躯体功能改善及生活质量的提高是医疗价值的体现和现实意义所在。

肿瘤康复可以帮助肿瘤患者最大限度地获得躯体、社会、心理和职业能力，实现全面康复。随着乳腺癌患者生存期的延长、年轻患者人数的增加，相关并发症和后遗症会使患者面临越来越多的康复问题。肿瘤康复团队的早期介入，可以减轻癌症本身及其治疗引起的失能状况，有效地改善乳腺癌患者的生活质量。寄婧教授以一位康复医学临床工作者的视角主编《乳腺癌术后常见临床问题的康复解决方案》一书，就乳腺癌术后出现的问题予以深入浅出的探讨，包括运动功能的康复、心肺功能的康复、心理的康复，以及乳腺癌术后、乳房建后带来的功能康复问题和乳腺癌各阶段治疗导致的不良反应及并发症等，体现了以功能为轴心的肿瘤康复思维理念。

《乳腺癌术后常见临床问题的康复解决方案》一书，无论对医生还是对患者而言，都是一种新的启发和思路。我们在呼吁各专业团队对此问题关注的同时，加深了肿瘤康复领域多学科的协作。肿瘤患者要彻底战胜乳腺癌，术后的康复和全程化的管理，需要我们多学科、医患全方位参与，帮助患者恢复机体生理功能，调整心理状态，提高生活质量，从而让患者重建生活的信心，彻底战胜乳腺癌，更好回归社会和家庭！

美国医学科学院国际院士
国际物理医学与康复医学学会前任主席
南京医科大学第一附属医院康复医学中心主任医师
2022 年 3 月 20 日

前 言

乳腺癌现已成为全球第一大肿瘤，占新增癌症病例的11.7%。我国乳腺癌发病率和死亡率分别位列我国女性恶性肿瘤的第1位和第4位，严重危害着女性的健康。

随着早期筛查的普及和诊疗技术的进步，乳腺癌幸存者的人口数量及预期寿命也在不断增加。我们在乳腺癌临床治疗中发现，因手术或放化疗后患者出现一系列功能障碍，如常见的肩关节活动受限、患肢淋巴水肿、心肺功能障碍、睡眠障碍、内分泌紊乱等问题，严重影响患者的生活质量。

目前，国内肿瘤康复刚刚起步，专业知识尚不普及，针对乳腺癌术后功能康复进行系统有效诊断与治疗服务的医疗机构还不多，大部分患者未能得到及时有效的康复干预。因此，我们组织了临床一线多学科专家团队，针对乳腺癌术后常见功能障碍的发病机制、临床诊疗思路、康复评估、康复治疗及自我训练，用文字、图片及视频的方式为广大读者提供全面、直观的专业知识普及，书中的二维码康复训练视频能很好地帮助患者理解治疗要点、掌握训练方法，为患者和基层医务工作者了解乳腺癌术后相关功能障碍问题提供了解决方案。

本书在编写的过程中不仅得到了甘肃省肿瘤内外科多位专家和国内康复界专家的支持和帮助，还得到了甘肃省中医院领导支持和相关学科医师的辛勤付出，以及患者的积极参与，尤其德高望重的励建安院士在百忙之中为本书作序，在此一并表示感谢！

由于本书涉及面较广，编写时间仓促，作者水平有限，书中疏漏之处在所难免，欢迎广大同行和读者批评指正。

寄　婧

2022年5月25日

目　录

第一章

乳腺癌的基础理论

乳腺癌是位于全球女性发病率第一位的恶性肿瘤，严重危害着女性的生命和健康。世界卫生组织（WHO）与国际癌症研究署（IARC）2020年发布的最新版全球癌症报告数据显示，全球乳腺癌新发病例达226万，其发病和死亡均位于女性癌症首位。由于乳腺的特殊结构和作用，乳腺癌将会导致各种复杂的并发症，为便于读者能够更清晰的理解，本章将从乳腺的解剖及生理效应，乳腺癌的流行病学及其对机体的影响等几个方面展开阐述。

第一节　乳腺解剖学基础及生理效应

一、乳腺解剖学基础

（一）乳房的位置和外形

成年人的乳房位于前胸壁第2～6肋间，水平位于胸骨边缘和腋中线之间，内侧2/3位于胸大肌表面，外侧1/3位于前锯肌上，外上的乳腺组织伸向腋窝，形成乳腺尾部，又称为腋尾部乳腺（即Spence腋尾部）。乳头位于第4肋间或第5肋间与锁骨中线的交界处或稍偏外侧。乳房主要由皮肤、皮下组织和乳腺组织构成，乳腺组织由腺体组织、导管系统、结缔组织和脂肪组织构成，构成腺体的脂肪、导管及纤维组织呈交错性生长，结缔组织中的纤维带交错生长于腺体组织间，从浅筋膜的深层延伸至皮肤的真皮组织，称乳房悬韧带（即Cooper韧带），帮助乳房固定于前胸壁上，同时保证乳房正常的活动度。

乳房的外形差异较大，站立位可呈圆盘状、半球形、圆锥形或下垂形，未产妇多呈圆锥形，经产妇更下垂些。乳房的外形主要与乳腺的大小、纤维腺体和脂肪的比例、皮肤与皮下组织的张力相关。临床上为了方便查体，常通过乳头画一条垂直线和一条平行线，将乳房区分为：内上象限、外上象限、外下象限、内下象限和乳头乳晕区（即中央区）。

（二）乳房的血液供应

1.乳腺的动脉系统

乳房的动脉血供主要来源于胸廓内动脉的穿支、腋动脉的分支和肋间动脉的穿支。上内侧约60%的乳房由胸廓内动脉的穿支供应，剩下的40%的乳房血供主要由胸外侧动脉、胸肩峰动脉分支、胸背动脉的穿支及第3～5肋间动脉的穿支共同提供营养。

（1）胸廓内动脉的穿支

胸廓内动脉是乳腺实质、胸大肌及乳房表面皮肤的重要血液供应，多起源于锁骨下动脉，在肋软骨的后方垂直向下走形，其走形的过程中分别于第1、2、3、4、5肋间发出分支，自胸骨外侧缘穿过肋间肌和胸大肌到达乳腺内侧缘，走形于乳房的皮下，以第2肋间的穿支血管较为粗大，大的分支营养腺体组织，小的分支供应其表面皮肤，其末梢部分营养乳头乳晕。在全乳切除时保护这些穿支可防止皮瓣缺血坏死。

（2）胸外侧动脉

腋动脉位于胸小肌后方，根据其与胸小肌的位置关系将腋动脉分为3段，胸小肌内侧为第1段，背面是第2段，外侧是第3段。胸外侧动脉起源于腋动脉的第2段，是营养乳腺外上象限的主要分支，于腋前线胸大肌的外侧紧贴胸壁向下内走形，分支进入乳房皮下和腺体组织，可提供乳房20%～30%的血供。

（3）肋间动脉的穿支

肋间动脉是胸主动脉的直接分支，主要来自第2～4肋间动脉，一部分与相应的神经及静脉伴行穿过肋间肌至胸大肌外侧区域，肋间动脉在侧胸壁发出的外侧支不到乳腺，其向前发出的分支可贯穿胸壁分布于胸大肌，大部分止于胸大肌筋膜下，只有少部分分支供应乳房后面的少部分腺体组织。另一部分肋间动脉穿支自第4肋间（乳头层面）向下进入营养乳腺的中央区和下方区域。

2.乳腺的静脉系统

乳房的静脉回流由浅静脉和深静脉系统组成。浅静脉系统位于乳房的浅筋膜浅层，其通过乳腺实质和深部静脉形成交通支，也可越过胸骨中线与对侧静脉形成吻合支，主要参与乳房上方和内侧淋巴回流，多呈横向引流入胸廓内静脉。当乳房发生病变时，浅静脉可出现瘀血、扩张的表现。乳房的深静脉系统和同名动脉伴行，静脉引流主要到达腋窝，其涉及的静脉有胸廓内静脉的穿支、腋静脉的分支和肋间静脉的穿支。

胸廓内静脉是乳房最大的静脉血供，胸廓内静脉通过穿支参与乳腺的静脉回流，最终汇入无名静脉，是乳腺癌肺转移的主要途径。腋静脉在腋动脉的前方，分支较多，其与分支主要引流胸壁、胸肌和乳腺深部组织的血液。

肋间静脉是最主要的乳房深部静脉引流血供，接收乳腺后面的静脉血，其向后引流至椎静脉、奇静脉和上腔静脉。椎静脉在椎体侧面与腔静脉并行，并与椎体内外的静脉丛相交通。因此，肋间静脉是乳腺癌发生血行转移的主要途径。乳房的深静脉系统可分为三组：经乳房内静脉引流至无名静脉；经腋静脉、锁骨下静脉引流至上腔静脉；经肋间静脉、奇静脉和椎静脉引流至上腔静脉。

（三）乳房的淋巴引流

乳房的淋巴引流系统分为浅、深两层，广泛分布于乳房的皮肤、皮下组织和乳腺腺体组织内，以上所有的淋巴管汇集成丛后汇入集合淋巴管，再汇入输入淋巴管后进入淋巴结。淋巴液在淋巴管内呈单向流动，每个淋巴管引流至相应的乳腺小叶和输乳管。浅表淋巴引流系统自乳房皮肤和乳腺小叶间的毛细淋巴管网及淋巴管丛引流至同侧腋窝，而深部淋巴引流系统除了向同侧腋窝引流，同时乳腺深部腺体引流至内乳淋巴结及胸肌间淋巴结，两个系统的淋巴管之间无交通支。乳腺淋巴引流途径主要分为腋窝和内乳淋巴引流，同侧腋窝淋巴引流乳腺约75%的淋巴液，剩下约25%的淋巴液由内乳淋巴结引流。

1.腋窝淋巴结

腋窝淋巴结是原发性乳腺恶性肿瘤的主要局部转移途径。腋窝淋巴结分布于腋窝疏松的结缔组织内，沿走形的血管神经分布。根据腋窝淋巴结的解剖、淋巴引流范围及临床需求，常用的分组方法有解剖学分组和临床分组。

（1）解剖学分组

腋窝淋巴结的解剖学分组中描述最详细的是Pickren分组法，其阐述了肿瘤转移的病理解剖。腋窝淋巴结可分为五个群，其中尖群或锁骨下淋巴结，位于胸小肌内侧；腋群沿腋静脉分布于胸小肌与胸外侧静脉腋窝段之间；胸肌间群淋巴结沿胸外侧神经分布于胸大肌和胸小肌之间；肩胛群包括沿肩胛下血管分布的淋巴结；中央群位于胸大肌外侧缘后方和胸小肌下方。其他群能够被识别，如外乳淋巴结位于腋尾，28%的乳房可发现乳房内淋巴结，周围淋巴结位于上部的皮下脂肪及乳房外象限。

（2）临床分组

1955年，Berg为了确定腋窝淋巴结转移的病理解剖和转移程度，依据胸小肌上缘和下缘将腋淋巴结进行临床分组。根据腋窝淋巴结的位置与胸小肌内侧缘及外侧缘的关系，进一步将腋窝淋巴结分为三个水平。第Ⅰ水平（LevelⅠ）：位于乳房外侧到胸小肌外侧缘之间，即胸小肌外侧组，主要包括腋窝淋巴结前群、外侧群、后群、中央群部分以及胸肌间淋巴结；第Ⅱ水平（Level Ⅱ）：位于胸小肌后方（即胸小肌下缘和上缘之间），主要为腋窝淋巴结中央群位于胸小肌后方的部分；第Ⅲ水平（Level Ⅲ）：位于胸小肌内侧缘以内（锁骨下区域），主要为腋窝淋巴结尖群。腋窝淋巴结临床分组只有在手术时才能准确辨别。

1986年，日本乳癌研究会编写的《乳癌诊治规范》（第8版）在坚持Berg标准的基础上，通过解剖学图示准确标记了腋动脉及各属支与胸小肌“投影”位置以及不同水平淋巴结的关系。其中，胸肩峰动脉起始部相当于胸小肌上缘“投影”位置，二者内侧区域均为第Ⅲ水平（锁骨下区域）。胸外侧动脉起始部对应胸小肌下缘投影位置，其外侧区域同属第Ⅰ水平淋巴结，而胸肩峰动脉与胸外侧动脉起始部之间的区域等同于胸小肌上缘与下缘之间范围，同属第Ⅱ水平淋巴结。为临床医生准确依据动脉标识，完成肿瘤学淋巴结清扫手术提供了更加严谨的依据。

2. 内乳淋巴结

内乳淋巴结位于胸骨旁肋间隙。淋巴结紧贴胸膜外脂肪层内的胸廓内动脉，从第2肋间隙向下分布于肋间隙，内乳淋巴结与胸膜被同一平面横向胸肌的筋膜分开。内乳淋巴链中淋巴结数目的描述各有不同。淋巴结在第1、2肋间隙内乳血管内侧的概率分别为88%和76%，第3肋间隙则79%位于内乳血管外侧。每一肋间隙淋巴结的出现概率如下：第1肋间97%，第2肋间98%，第3肋间82%，第4肋间9%，第5肋间12%，第6肋间62%。在淋巴结有转移时，淋巴回流途径可能被阻塞，此时代偿途径变得非常重要，这些途径包括：深部、胸骨下、对侧内乳淋巴引流途径；浅部交通支、肋间横向支和纵膈淋巴回流通路；通过腹直肌鞘达膈肌下和腹膜后淋巴结。

传统的乳腺癌根治术除了完整切除患侧乳房组织外，因注入胸骨旁淋巴结的淋巴管通过胸大肌，需切除胸大肌；因胸小肌位于乳腺淋巴管注入腋淋巴结的途径上，还需切除胸小肌；更要将腋窝的全部淋巴脂肪组织彻底清扫；乳房内侧的恶性肿瘤需进一步清扫胸骨旁淋巴结。这种术式将造成胸壁的明显畸形，近年来由于全身治疗的优化，这种手术逐渐退出历史舞台。乳腺癌的根治性手术切断了大部分的淋巴管，术后常继发患侧上肢淋巴水肿。近年来，尽管乳腺癌根治性手术的术式呈现多样化，但是将淋巴结、淋巴管及脂肪组织整块切除的原则没有变。

（四）肌肉及神经解剖

1.肌肉解剖

乳腺位于前外侧胸壁肌肉和深筋膜表面。乳腺区域重要的肌肉有胸大肌、胸小肌、前锯肌、背阔肌、腹外斜肌和腹直肌鞘。乳腺腺体的上方和正中部分位于胸大肌表面，下方位于前外侧前锯肌、腹外斜肌上方及腹直肌表面的肌筋膜表面，外侧延伸至背阔肌外侧缘。乳腺的血液供应、神经及淋巴引流需经过其下方的肌肉到达乳腺组织。

（1）胸大肌

起源于锁骨近胸骨的内侧区、胸骨的外侧缘以及肋软骨区，自胸骨切迹向下延伸。胸大肌的主要功能是协助上肢内收和内旋。胸大肌肌束源自第2至第6或第7肋的内侧软骨区，下方起源于腹外斜肌和腹直肌筋膜。胸大肌的肌肉纤维束在腋窝区成螺旋形汇聚，形成5 cm的双层宽阔肌腱，和距离肱骨头10 cm处的肱骨上段结节间沟相连接。胸大肌覆盖锁骨下区，形成腋窝的前壁，是腋窝前皱褶的主要构成部分。胸大肌的血供起源于胸肩峰动脉，内乳动脉的分支和肋间血管的穿支。胸大肌受胸内神经和胸外侧神经的支配，在行乳腺癌改良根治术和乳房重建术时要避免损伤此神经，否则会导致胸大肌和胸小肌的萎缩，就失去了保留胸肌的意义。

（2）胸小肌

位于胸大肌外上区的下方，起源于第3、4、5肋骨表面的前外侧区，往上附着于肩胛骨喙突上，胸外侧神经穿过胸小肌的外侧缘，受胸内侧神经支配。胸内侧神经主要起源于臂丛的内侧束（颈椎，或C8、T1部分），穿过腋静脉前方向后下行到肌肉。不同数量的分支进入胸大肌，支配胸大肌外侧部分的运动。临床上以胸小肌内侧缘和外侧缘为界，将腋窝淋巴结分为3组。

（3）前锯肌

位于胸壁后外侧和前外侧的一块宽阔扁平的肌肉，保持肩胛骨和胸壁的稳固连接，协助带动肩胛骨向侧方旋转，作用是将肩胛骨固定在胸壁上，同时前锯肌对上臂的伸展和推举动作也非常重要，能协助呼吸运动。此肌肉起源于第1至第8肋外侧的一连串指状突起；第1肋骨的起点在颈后三角；第5至第8肋骨的起点处和腹外斜肌相互交叉在一起，向深部穿过背阔肌插入肩胛骨的内侧深面，止于肩胛骨脊柱侧肋骨面，受胸长神经支配。

（4）背阔肌

背阔肌是人体最大的肌肉，宽阔且扁平，呈三角形，位于背部下方。背阔肌大小通常为长38 cm，宽20 cm，厚0.8 cm。背阔肌上内侧被斜方肌覆盖，除此区域外，背阔肌是背部最表浅的肌肉。背阔肌腱膜起源于多个解剖部位：第7及以下胸椎棘突、全部的腰椎、骶椎棘突以及髂嵴的后部和中部（胸背腱膜筋膜起源于此）。一部分背阔肌纤维起源于第8～12肋骨的外表面。背阔肌的三角形肌腹在其附着点——肱骨近端结节间沟小结节处，汇聚成单个肌腱，围绕大圆肌腱旋转180°后，向前通过其附着点。背阔肌在腋下走行，并且与大圆肌和肩胛下肌构成腋后线。背阔肌主要作用是肩关节后伸、内收和内旋，此外还协助完成肩部的下拉和后伸。

背阔肌强大并且血供丰富，其主要血液供应来自胸背血管，在后肋间或腰穿孔处构成二次血液供应。在经典解剖结构中，肩胛下动脉在腋动脉第3段下方分出胸背动脉。在距肩胛下动脉起点2～3 cm处，肩胛下动脉分出旋肩胛动脉和胸背动脉。有3%人群胸背动脉直接发自腋动脉或胸外侧动脉。胸背动脉在距肩胛下缘4 cm、距背阔肌的内侧缘2.5 cm处进入肌肉的下方，并且分成2个或3个主要分支。从肩胛下动脉的起点到其进入背阔肌远端的平均距离为7～8 cm，在第一分叉处，胸背动脉分成外侧支和内侧支，外侧支通常较内侧支略粗大。尸体解剖研究中，14%无法辨别出内侧支，肌肉仅由外侧支营养。内侧支走行与背阔肌上缘平行，距其边缘约3.5 cm。外侧支走行与背阔肌外缘平行，距其边缘约2.1 cm。有三支血管构成了侧支血液供应：第一支在进入背阔肌之前，胸背动脉分出1～3个分支，并与胸长神经伴行从前锯肌中部穿过；第二支是旋肩胛动脉；第三支是肩胛背动脉。胸背支和次要血管后肋间穿支之间存在明显的侧支循环，皮穿支血管与胸背动脉的外、内侧支交通形成紧密血管网。回流静脉与动脉伴行，有两个优先静脉回流区域：一是肌肉的下部和内侧、肋间静脉和腰静脉系统；二是肌肉上部、胸背静脉和旋肩胛静脉。运动神经支配方式为胸背神经，起源于臂丛神经后束，支配背阔肌的运动。胸背神经与血管紧密伴行，在邻近肌肉近侧1.3 cm处分出外侧支和内侧支。感觉神经支配：方式为肋间神经发自脊神经（T4～T12）腹支，肋间神经的外侧皮支和脊神经（T3～T12）后支发出的侧支支配节段性皮肤感觉。

（5）腹直肌

腹直肌面积大小约为25 cm×6 cm，起于耻骨嵴向上延伸到第5～7肋软骨前方和胸骨剑突，由腹直肌鞘包裹，有3条腱划穿过腹直肌。腹直肌主要的血管供应包括腹壁上动脉和静脉。腹壁上动脉和静脉起自胸廓内的动脉和静脉（也称为内乳动脉和静脉）。腹壁上动脉和静脉从肋骨边缘水平进入腹直肌前约2 cm，直径可变，直径约为1.8 mm。由胸主动脉和腔静脉提供的由肋间动脉和腹腔静脉构成的多个小分支营养同时营养该肌肉。运动和感觉神经支配来自第7至第12肋间神经。

2.神经解剖

胸前神经重要的有胸外侧神经、胸内侧神经、胸长神经、胸背神经、肋间臂神经。

（1）胸外侧神经

起自臂丛神经外侧束（C5～C7），亦可直接起源于臂丛神经上干、中干或由外侧束和内侧束共同发出分支组成，亦称上胸肌神经。该神经主干走行于头静脉深面，伴胸肩峰血管在锁骨下方穿过锁胸筋膜，发出1～5支，最上分支进入并支配胸大肌锁骨部；下部分支经胸大肌锁骨部与胸骨部间沿胸小肌上缘或下缘继续前行，分布并支配胸大肌胸骨部内侧部分。此神经损伤可引起其支配部分的胸大肌萎缩。

（2）胸内侧神经

起自臂丛神经内侧束（C8～T1），少数起源于臂丛外侧束或中干，亦称下胸肌神经。该神经主干走行于腋动脉深面，与胸外侧动脉经胸小肌起始部深面下行，分支后有1～3支于胸小肌上、中1/3交界处进入并支配胸小肌；另外1～4支穿过或绕过胸小肌进入并支配胸大肌胸骨部外侧部分，这部分分支与胸小肌的解剖关系主要包括以下情况：绕过胸小肌下缘进入胸大肌；穿过胸小肌上、中1/3交界处进入胸大肌；绕过胸小肌上缘进入胸大肌； 1～2支穿过胸小肌，另1～2支绕过胸小肌下缘进入胸大肌。胸内侧神经损伤主要引起胸大肌萎缩，影响患侧上肢功能和胸部美观。

（3）胸长神经

起源于臂丛后束的C5、C6和C7神经根，随后穿过腋鞘，在肩胛下窝内侧出现。位于前锯肌浅深筋膜之间，并标志深筋膜后缘的解剖。此神经损伤可引起前锯肌瘫痪或运动减弱，无法约束肩胛骨向上方和外侧移位，导致肩胛骨内侧缘和肩胛骨下角点离开胸廓耸起出现“翼状肩”。因此，保留该神经对预防“翼状肩”和肩部无力非常重要。

（4）胸背神经

起自臂丛神经锁骨下部后束（C6、C7、C8），经过腋鞘后方，发出后于肩胛骨外侧缘腋动脉后内侧下行，后与肩胛下血管和胸背血管伴行，于背阔肌中、上1/3交界处进入并支配该肌。此神经损伤可引起背阔肌功能受损，导致患侧上肢内收无力，因此术中应尽可能保留该神经。

（5）肋间臂神经

第2肋间神经的外侧皮支被称为肋间臂神经。肋间神经走形至腋前线附近时发出外侧皮支，于胸小肌外侧缘后方第2肋间隙穿出肋间肌和前锯肌，穿过脂肪垫后跨越背阔肌前缘进入上臂，主要分布于上臂尺侧和背侧皮肤。该神经为纯感觉神经，其横过腋窝分布于上臂内侧及背侧的皮肤，周围伴行较多淋巴结。乳腺癌根治性手术时需清扫腋窝淋巴结，术中容易损伤该神经，损伤后患者会出现局部感觉异常，主要表现为患侧上臂内侧、腋底等部位皮肤麻木、疼痛、酸胀等难以用药物控制的症状。

3.腋窝的局部解剖

腋窝是位于肩关节下方、胸外侧壁和上臂之间，呈椎体形的腔隙。前壁为胸大肌、胸小肌、锁胸筋膜；内侧壁为前锯肌、上4位肋骨及肋间隙；后壁为背阔肌、大圆肌、肩胛下肌；外侧壁为肱二头肌、喙肱肌和肱骨；底部由皮肤、皮下组织和腋筋膜构成。腋筋膜呈蜂窝状结构，由浅腋窝筋膜和深腋窝筋膜合成，有纤维隔链接于皮肤，有浅血管和神经自中央部穿过而呈筛状，又称筛状筋膜。

二、乳腺生理效应

乳腺组织学形态随月经周期、妊娠、哺乳、绝经而发生变化，乳腺组织内的纤维基质及其包含的毛细血管、毛细淋巴管、腺泡、导管上皮等都随月经周期、妊娠发生形态学改变，而绝经后乳腺组织随之会发生退化。

（一）月经期乳腺的发育

正常女性乳腺的形态会随着激素水平呈周期性变化，主要是乳腺基质和上皮细胞发生对应的激素周期依赖性组织学变化，受下丘脑-垂体系统分泌的促性腺激素释放激素的调节，腺垂体前叶的嗜碱性粒细胞释放卵泡刺激素和黄体生成素，卵泡刺激素使原始卵泡成熟为囊状卵泡，囊状卵泡可分泌雌激素，雌激素可诱导乳腺的生长和发育。在卵泡期，月经中期雌激素的合成和分泌均达到最高峰，随后出现成熟卵泡排卵，此为雌激素合成和分泌的第1个高峰期。雌激素合成和分泌的第2个高峰期出现在黄体期中期孕激素合成最多的时期，黄体释放孕激素。多项研究表明，在月经周期的后半阶段的黄体期，乳腺上皮细胞的增生明显增加，雌激素和孕激素一起参与乳腺组织导管-小叶-囊泡的发育。

在月经周期中，乳腺上皮细胞随激素水平的变化是间接由细胞内的激素受体或跨膜的酪氨酸受体介导的，乳腺细胞生长规律的循环变化与月经周期中增生期和黄体期的激素变化相关。已经证实正常乳腺上皮细胞中存在雌激素受体或孕激素受体，激素通过与特异性受体的结合，发生分子水平及乳房形态特征方面的生理学变化。月经前乳房胀大是在由于雌激素和孕激素作用下导致乳腺小叶间水肿和导管-腺泡的增生产生的。随着月经来潮，血液中性激素水平迅速下降，上皮细胞的分泌活动开始衰退。月经过后，乳腺组织水肿逐渐消退，上皮细胞蜕变停止。月经后第5～7天乳房体积达到最小状态。乳腺细胞生长的规律变化与月经周期卵泡期和黄体期激素的分泌水平相关。

（二）妊娠期乳腺的生理变化

妊娠期，乳腺上皮细胞重新出现增殖和分化，乳腺小叶、腺泡结构替代纤维脂肪基质。乳腺导管、小叶腺泡的生长需要雌激素、孕激素、泌乳素和生长激素的作用，同时受促皮质激素、甲状腺素和胰岛素的抑制作用，以上激素的共同作用下，乳腺出现显著的导管扩张、乳腺小叶和腺泡生长发育。研究发现，雌激素和孕激素通过减少下丘脑释放泌乳素抑制因子引起泌乳素的释放。泌乳素在妊娠期可以逐渐释放，并刺激腺上皮细胞的生长和分泌。在妊娠前半程泌乳素缓慢分泌，血清泌乳素在妊娠中期和妊娠晚期急剧增加。

妊娠期的第3至4周，在雌激素的作用下乳腺导管明显萌芽并分支，可见乳腺小叶形成。第5至8周时，乳腺体积明显增大，皮肤浅表静脉扩张、充血，乳头和乳晕区色素沉着逐渐加深。第14至27周（妊娠中期），在孕激素的作用下，乳腺小叶的形成超过了乳腺导管扩张；在泌乳素的作用下，腺泡可以分泌不含脂肪的初乳。第28至40周（妊娠晚期），在人胎盘催乳素、生长激素、糖皮质激素和胰岛素的作用下分泌乳汁，缩宫素主要是刺激乳腺肌上皮细胞使其收缩从而排出乳汁，如果缩宫素缺乏会减少腺泡的乳汁分泌，导致腺体发育不全或乳汁淤积。妊娠后期，泌乳素分泌的增加可增加泌乳素抑制素的产生，减少泌乳素的分泌。缩宫素和促皮质激素需通过哺乳反射释放，因此哺乳期会出现乳汁的大量分泌。

（三）哺乳期乳腺的生理变化

哺乳期的乳房体积持续增大，主要是由于充满初乳的腺泡不断扩张，以及肌上皮细胞、结缔组织和脂肪的增长，而并非乳腺上皮细胞的增生。

哺乳期的乳腺小叶内密集着进行分泌的腺泡以及小叶内导管。小叶间的结缔组织减少至薄层的小叶间隔。由于各小叶发育的不平衡和处于分泌状态的不同时期，使得有的腺腔充满分泌物，腺泡增大，而有的腺腔分泌物较少，细胞呈柱状，还有一些小叶仍处于静止状态。这些情况的出现可能代表不同的分泌时期，同时意味不同部位腺泡的分泌活动不是同时而是交替进行的。哺乳期间乳腺小叶及分泌管既有分泌功能，又有储存功能；雌激素增加催乳素对乳房的发育作用，同时抑制乳汁分泌，产后呈低雌激素、高催乳素水平。婴儿的吸吮可以不断刺激脑垂体释放催乳素，因此，哺乳是对催乳素释放最有效和最特异性的刺激。乳腺叶的发育程度是乳汁分泌多寡的决定因素。如果妊娠期乳腺叶未能充分发育，哺乳期亦处于比较静止的状态。只有通过多次妊娠才可能使此种发育较差的乳腺叶继续发育。即使同一侧乳房的不同部位发育也不完全一致，两侧乳房的分泌量也不相同。胎盘催乳素在分娩后几个小时内消失，孕激素则在几天后下降，而雌激素在产后即迅速下降，至产后5～6天内下降至基线水平。

（四）绝经期乳腺的生理变化

围绝经期出现卵巢功能衰退导致乳腺上皮结构和基质发生退行性变，同时涉及乳腺导管和小叶的减少及萎缩。乳腺间质的变化最为突出，脂肪堆积量增加，结缔组织持续退化。乳腺导管系统有残余，但乳腺小叶逐渐萎缩退化。绝经后，体内黄体酮和雌激素分泌减少，导致乳腺组织进一步退缩，乳腺组织的中淋巴管数量也会出现减少，性成熟期最后出现的乳腺结构是最先发生退行性变的。到绝经后期，腺泡组织几乎会完全消退，残余的乳腺导管组织类似于青春期前的改变。需要指出的是乳房体积在绝经期不缩小反而会出现增大，主要是脂肪组织增多沉积导致的。

综上所述，女性乳房在发育的过程中主要受性激素的影响，乳腺的生理活动是由垂体激素、肾上腺皮质激素及性激素控制和调节的，所在各期循环出现的腺体组织增生、复原和退化的改变基本一致，发生在同一个人不同部位的改变也不尽相同。一般来说，多数乳腺组织的发育异常发生在退化复原期。35～40岁时主要为乳腺小叶异常，40～50岁时为上皮细胞萎缩，46～50岁时多为导管囊状扩张，50岁后则为小乳管闭塞、血管消失、结缔组织玻璃样变性。乳房的囊性病变及乳腺癌也是如此。各种囊性病变主要发生在绝经后已发生退行性变的乳腺组织中，而乳腺癌则好发于脂肪或纤维组织。

第二节　乳腺癌流行病学研究

一、全球女性乳腺癌发病率及死亡率概况

乳腺癌是位于全世界女性发病率第一位的恶性肿瘤，严重危害着女性的生命和健康。全球大部分国家，乳腺癌为女性癌症标化发病率第一的癌症，仅有少数国家以宫颈癌或肝癌为女性最常见的癌症。据国际癌症研究机构（IARC）统计，2018年全球女性乳腺癌发病率和死亡率分别为46.3/10^5和13.0/10^5，均呈上升趋势。从2000年的105万上升至2018年的209万，但是死亡人数有所降低，2000年全球女性乳腺癌死亡人数为37万，2012年增至52万，2018年死亡人数减少至31万。最新统计数据显示，2018年全球新确诊女性乳腺癌患者约209万，世标发病率为46.30/10^5；死亡人数约63万，世标死亡率为13.00/10^5。除日本在外的发达国家乳腺癌发病率大于80.0/10^5，而在大多数发展中国家则小于40.0/10^5。虽然中国女性乳腺癌发病率（36.1/10^5）和死亡率（8.8/10^5）在全世界范围内相对较低，但是均呈上升的趋势，尤其在沪、京、津及沿海地区已成为我国乳腺癌的高发地区，其中上海乳腺癌的发病率已位居女性恶性肿瘤的首位。由于我国人口基数大，我国女性乳腺癌发病及死亡人数均居世界首位，分别占全世界女性乳腺癌发病和死亡人数的17.6%和15.6%

二、乳腺癌的地理分布

世界卫生组织（WHO）与国际癌症研究机构（IARC）2020年发布的最新版全球癌症报告数据显示，全球乳腺癌新发病例达226万。肺癌为220万，乳腺癌已正式取代肺癌成为全球第一大恶性肿瘤，其发病和死亡均位于女性癌症首位。但在中国，乳腺癌为女性癌症发病的第1位，死亡率位于第5位。在全球范围内，乳腺癌发病率的地理分布差异较大，乳腺癌在发达国家处于高发状态，北美和北欧是乳腺癌的高发地区，南欧、南美属中发地区，大多数亚洲和非洲国家属低发区域。在我国乳腺癌的发病区域特点为：沿海发达且人口密度高的

大城市发病率和死亡率均高于经济落后且人口密度相对较低的内陆地区，从城乡分布来看，城市发病率明显高于农村，乳腺癌死亡率的地区分布则与发病率基本一致。近年来，乳腺癌的发病率呈上升趋势，各年龄组的乳腺癌发病率也在上升；死亡率基本上无变化，呈稳定状态。

三、乳腺癌的人群和种族特征分布

乳腺癌以女性居多，男性乳腺癌仅占总数的1%。成年女性同年龄组中，未婚女性较已婚女性高。从年龄组来看，发病率随着年龄的增加而逐渐升高。值得关注的是中国乳腺癌发病率的增速是全球平均增速的两倍，在全世界排第一。统计数据显示，我国女性乳腺癌每年新增病例约21万，发病率最高峰年龄为42岁，女性乳腺癌发病平均年龄比西方国家提前10年，女性在30岁以后就到了乳腺癌的多发期，45岁以后达到发病高峰，即进入高危期，并持续到80岁后才开始下降。乳腺癌发病率和死亡率也存在着显著的种族差异。美国癌症协会研究报告显示，白人女性乳腺癌发病率最高，约$130.8/10^5$，其次是黑人女性（$126.7/10^5$），美洲印第安人与阿拉斯加土著人女性、西班牙及亚洲与太平洋岛民女性发病率基本持平（均为$94.0/10^5$）。黑人女性乳腺癌死亡率最高，比白人女性死亡率高40%，比亚洲与太平洋岛民女性患者的死亡率高一倍以上。移民的亚裔美国女性比美国出生的亚裔女性患乳腺癌的风险更高。

四、乳腺癌的高危险因素

关于乳腺癌病因学的研究，国内外学者取得了许多进展，但迄今为止，病因尚未完全清楚，各种高危因素在乳腺癌发病中的具体作用仍在进一步探索中。研究乳腺癌及其高危因素目的是寻找发病的原因，提示高危因素，监测高危人群，以期做到早发现、早诊断、早治疗，进一步为乳腺癌的预防和治疗开辟新的路径。

（一）月经初潮

月经初潮标志着女性激素环境的成熟，意味着排卵开始。体内激素周期性的变化可诱导排卵、月经及乳腺上皮细胞和子宫内膜细胞的增殖。研究发现初潮年龄较早不管是对于绝经期女性还是绝经后女性，均是乳腺癌发病的高危因素。初潮年龄小于12岁者患乳腺癌的危险性比大于12岁者增加4倍以上。一项包含了绝经前和绝经后女性的汇总分析显示，初潮年龄每推迟1年，与其相关的乳腺癌发病的风险分别降低约9%和4%。初潮年龄早是乳腺癌的重要危险因素，因其较早同时也较长时间暴露在内源性激素水平下。已证实初潮年龄的大小与儿童的营养、饮食等密切相关，随着营养得到改善，月经初潮年龄也随之提前，这可能与乳腺癌发病率上升有一定的关系。另外，月经周期长短反映了人一生中所经历激素水平的变化次数，月经周期短，变化次数多，乳腺受雌激素刺激的次数也多，则乳腺癌的发病率就会增高。

绝经年龄晚也是乳腺癌的高危因素。雌孕激素在乳腺癌的作用已经在人为干预卵的研究中得到证实。较早绝经的女性罹患乳腺癌的风险低于一般人群，卵巢切除后乳腺的风险降低了75%。美国的一项统计数据显示，45岁前人工绝经的人群比55岁自然绝经者患乳腺癌的风险减少约50%。绝经前患乳腺癌的风险较大，而绝经后患乳腺癌的危险性较小，绝经后患乳腺癌的风险仅为绝经前的1/6。绝经年龄每推迟1年，乳腺癌的发病概率增加约3%。较早绝经使得乳腺癌发病风险降低，原因是随着月经周期的自然终止和内源性激素水平的显著下降而出现的。更年期长和月经不规律时间长的女性，患乳腺癌的危险性增大。经研究得知，初潮年龄早、绝经年龄晚和行经时间长各为独立的乳腺癌危险因素。

（二）分娩和哺乳

多次分娩与乳腺癌较低的发病风险相关。与经产妇相比，未产妇或首次生育年龄大于30岁者患乳腺癌风险增加。第一次妊娠期间乳腺细胞增殖，后分化为成熟的乳腺细胞，这期间很有可能出现突变性生长而诱发乳腺癌。首次分娩的年龄越大，乳腺癌患病风险越高，研究发现首次分娩年龄大于30岁与乳腺癌患病风险是分娩年龄小于30岁者的6倍以上。虽然分娩会降低乳腺癌的发病风险，但与未产妇相比，经产妇在产后5年罹患乳腺癌风险增加80%，生产24年后会发生风险交叉，产后34年患乳腺癌风险降低约25%。母乳喂养对乳腺癌具有保护作用，但是有研究表明母乳喂养仅能降低ER阴性乳腺癌患病的风险，但不能降低ER阳性乳腺癌的患病风险。产次是否与乳腺癌的发病相关，研究发现多次的分娩与较低的乳腺癌发病风险相关。除第一次分娩之外每增加一次分娩，均会减少长期的乳腺癌发病风险。尽管有研究提示较早年龄的首次分娩并不是乳腺癌发病的独立影响因素，但总体上提示多次分娩是影响乳腺癌发病的独立危险因素。目前多项研究显示较短的分娩间隔与终生乳腺癌低风险相关。

近年有研究认为，哺乳是乳腺癌独立的保护因素，尤其对绝经前女性。有研究提出两个主要的生物学机制起保护性作用：母乳喂养可进一步终止乳腺上皮细胞的分化，同时哺乳延迟了妊娠后排卵性月经周期的恢复。一项针对30个国家的近50项研究的汇总分析显示，所有经产女性每哺乳12个月，其乳腺癌发病风险总体降低4%。

（三）乳腺密度

不同人群乳房腺体密度分布各有差异，但是大多数女性乳房密度为少量腺体型，乳房极度致密者患乳腺癌风险最高，患癌风险约为少量腺体型的2倍，是乳房基本为脂肪者的3倍，多量腺体型患癌风险仅次于极度致密型。若所有乳房极度致密型的女性都转变成少量腺体性乳房，则可能避免约40%的绝经前乳腺癌和26%的绝经后乳腺癌。

（四）家族性和遗传性乳腺癌

乳腺癌具有家族性和遗传性，遗传性乳腺癌占全部乳腺癌的5%～10%。家族性乳腺癌和遗传性乳腺癌定义不同。家族性乳腺癌指具有遗传性癌症中的某些特征，但遗传模式和发病年龄并不一致，其可能是因为家族中外显率基因突变或共同的生活环境等导致的。而遗传性乳腺癌指病人携带可增加罹患乳腺癌风险的相关基因突变，并可以遗传给下一代导致发病的。研究发现，如果一级亲属中有乳腺癌病史者与无家族史者相比患乳腺癌风险增高，有乳腺癌家族史的人群患乳腺癌的风险比正常人群高约2～3倍。随着分子遗传学的进展，有关乳腺癌遗传易感基因的研究日益增多，研究发现遗传性乳腺癌中约30%的病例可检测到特定的致病基因突变，其中最常见的突变基因是BRCA1和BRCA2，BRCA1和BRCA2致病变异约占遗传性乳腺癌的15%以上。国外相关数据分析显示，BRCA1基因突变者在70岁时，罹患乳腺癌风险约为57%。我国乳腺癌人群数据显示，BRCA基因总体突变率约为5.3%。BRCA1和BRCA2基因突变者79岁以前发生乳腺癌的风险分别是37.9%和36.5%。以上数据提示，我国人群中BRCA基因突变比国外较低。临床上通过检测BRCA1和BRCA2，可以评估遗传易感基因，可以指导遗传性或家族性乳腺癌患者的医疗决策和全程管理。

（五）肥胖与乳腺癌

肥胖是乳腺癌的风险因素之一。流行病学研究表明，成年女性体重指数（BMI）在正常基础上每增加5kg/m^{2}时，患乳腺癌风险会增加约18%。肥胖可能促进乳腺癌的发生和发展，并影响其预后。与正常体重人群比较，肥胖女性死于癌症的风险增加了88%，当提示肥胖是女性乳腺癌的高危因素。

1992年，Eliot等将小鼠乳腺癌细胞注射进肠系膜脂肪、卵巢脂肪和乳腺脂肪内均生长良好，但注射进皮下组织或者腹腔后长势很差，提示脂肪组织可能对小鼠乳腺癌细胞的生长发挥了积极的激素依赖的正向调节作用。另一实验将小鼠脂肪细胞和人乳腺癌细胞共同注射进小鼠皮下，观察肿瘤细胞的生长特性，结果发现脂肪细胞促进了肿瘤细胞的发展。Feigelson等研究发现：入组了4.4万多名绝经后女性，根据肥胖程度分成两组，结果发现成年女性越肥胖其患乳腺癌的风险越高。另外，肥胖的增加同样与男性乳腺癌的发生率增长相关联。Speirs教授研究发现，脂肪细胞内含将雄性激素（睾丸酮）转化为雌性激素（雌激素）的关键酶。BMI超过25 kg/m^{2}的男性其血液中含有更多的雌性激素，且90%以上的男性乳腺癌在癌细胞表面存在识别雌性激素的受体，而这些雌性激素受体刺激癌细胞的生长。美国路易斯维尔大学的科学家发现脂肪组织释放的可溶性脂肪酸结合蛋白（adiposefatty acid binding protein，简称A-FABP）能够促进肥胖相关的乳腺癌发生。研究人员利用临床样本进行对比分析，发现患有乳腺癌的肥胖患者其A-FABP的水平显著升高，循环系统中A-FABP由脂肪组织释放，能够直接靶向作用于乳腺肿瘤细胞，通过激活白细胞介素-6（IL-6）信号通路增强肿瘤侵袭性。另外，肥胖人群血液中免疫细胞分泌特定细胞因子，包括瘦素、转化生长因子-β浓度会上调，从而抑制乙酰辅酶A羧化酶的活性，从而导致脂肪酸前体乙酰辅酶A的累积，进一步改变调节基因表达的蛋白，最终导致乳腺癌发生转移。还有证据表明，肥胖可增加乳腺癌的复发风险，绝经后肥胖妇女雌激素受体阳性乳腺癌的风险增加，而绝经前妇女三阴性乳腺癌的风险增加。

（六）运动与乳腺癌

研究发现，在成年早期和中年之间的年龄段，即20～50岁，体重上升导致的超重和肥胖均增加了绝经后妇女患乳腺癌的风险。因为多余的脂肪会导致更高水平的雌激素和其他激素。与符合国际运动推荐标准的女性相比，不运动女性患乳腺癌风险增加，完全不运动女性患乳腺癌风险增加比例为71%，不运动绝经前女性风险为95%。缺乏体育锻炼，如久坐会增加乳腺癌的患病风险，而青少年时期的剧烈运动可减少患乳腺癌的终生风险，作为一个成年人，适量的体育锻炼可降低患乳腺癌的风险。因为运动可能会影响女性雌激素和孕激素的含量，它可使绝经后女性体内脂肪转化为雌激素的效率降低，此外，运动可提高人的免疫功能，因此，运动可降低乳腺癌的风险。因此，美国癌症协会、中国抗癌协会等各类指南及专家共识都建议保持健康体重。专家建议，超重和久坐不动的绝经后妇女应该减肥，对于她们整体身心健康都有好处。

适当的体力活动与体育锻炼，如从家务劳动到专门的体育锻炼的各类体力活动，都对健康十分有益。不仅减少患癌症的风险（例如乳腺癌），还有助于预防心脑血管疾病的风险。在关于乳腺癌和体力活动关系的44个研究调查中，有32个研究发现，体力活动可以降低乳腺癌风险，平均降低风险为30%～40%。有规律的锻炼可以防止肥胖和体重增加，降低雌激素等性激素水平，并降低循环胰岛素和胰岛素样生长因素的水平，这些都可以进一步降低乳腺癌发生风险。国际癌症研究机构估计，25%～33%的癌症可归因于超重并且同时缺乏体力活动。需要特别指出，有氧运动是指心率保持在140（或定义为180）次/分钟的运动强度，此时血液可以供给心肌足够的氧气，人体在氧气充分供应的情况下进行体育锻炼，在运动过程中，人体吸入的氧气与需求相等，达到生理上的平衡状态。有氧运动的特点是强度低、有节奏，持续时间较长；运动强度在中等或中上的程度，持续5～10分钟以上还有余力，达到最大心率值的60%～80%。专家建议每周5天参与不少于45分钟的适度活动（例如有氧运动）可降低患乳腺癌的风险。具体活动项目如骑自行车、快走、慢跑、游泳、瑜伽以及稍繁重的家务劳动或整理庭院等。

减掉过量脂肪不仅可以降低糖尿病和心血管系统疾病的发病风险，同时可降低多种癌症如乳腺癌的发病风险，减少能量的摄入是饮食治疗的关键，同时结合运动疗法，更有助于维持减轻的体重及预防体重反弹。运动是减重治疗中必不可少的部分，可通过减少脂肪成分，增加肌肉含量使机体保持在更健康的状态；对于初开始体育运动的患者，运动量和强度应逐步递增，最终目标要求中等运动强度。同时应制定抗阻力训练，以帮助保留无脂体重的同时促进减脂。对所有超重或肥胖的患者应该鼓励增加非锻炼的、活跃的休闲活动，并减少久坐。但应根据患者的体能，制定个体化的治疗方案。

肥胖是一个复杂的临床表现，与生活行为、流行病学和代谢因素等息息相关。因此。维持正常体重有助于乳腺癌的防治，应制定恰当的干预策略对肥胖和体重增加者进行干预，这点将有利于提高乳腺癌患者的治疗效果，改善患者的预后，同时可提升其生活质量。虽然，当前研究在探索肥胖与乳腺癌的关系方面已经取得诸多进展，但肥胖增加乳腺癌发病风险的机制还有待更多研究。

第三节　乳腺癌对机体的影响

乳腺癌与人体之间存在十分复杂的相互影响和作用，癌细胞在体内的发生、发展与转归，处处受到机体的影响，而肿瘤在其发展的过程中，又不断影响机体，并激发机体一系列反应。乳腺癌对机体的影响主要包括局部症状和体征、全身表现，以及对生殖健康和心理健康的影响等。

一、局部影响

（一）无痛性肿块

乳房的无痛性肿块是促使患者就诊的最主要症状，而肿块的性质，与发生的时间、生长速度、生长部位、质地、活动度、周围组织的关系以及是否同时伴有区域性淋巴结肿大等密切相关。乳腺癌早期表现为无痛、单发、质硬、表面不光滑、与周围组织粘连边界不清，一般无自觉症状，常于洗澡或体检时无意间发现。乳腺癌呈浸润性生长，随着病情的进展可侵犯周围组织出现皮肤和乳头的病变，晚期可出现区域淋巴结的肿大或皮肤卫星结节。

（二）皮肤改变

乳腺癌肿块如果侵犯Cooper韧带，可使韧带收缩而失去弹性，导致皮肤凹陷，产生“酒窝征”。癌细胞阻塞皮下和皮内淋巴管时，可引起局部淋巴系统水肿，由于表皮在毛囊处与皮下组织紧密连接，当周围水肿严重时，毛囊处会出现点状凹陷呈“橘皮样改变”。病变晚期，癌细胞可沿淋巴管、乳腺导管或浅筋膜直接浸润皮肤出现单个或多个坚硬的小结节，称“卫星结节”。皮肤广泛受累时可形成小条索，甚至融合成片，如果癌细胞延伸至背部、对侧胸壁，可限制呼吸，称“铠甲胸”。有时皮肤可破溃形成菜花状溃疡，如继发感染，即发出腐败臭味，多伴疼痛，有时剧痛难忍。

（三）乳头溢液

乳头溢液可以是生理性或病理性的，非妊娠哺乳期的乳头溢液发生率为3%～8%。乳腺导管尤其是大导管上皮增生、炎症、出血、坏死及肿瘤等病变都可能发生乳头溢液。溢液可以呈水样、血性、浆液性或脓性，溢液量可多可少，间隔时间也不一致，常因溢液污染内衣而发现。乳头溢液可能是早期乳腺癌的首发症状，乳腺癌原发于大导管或为管内癌者合并乳头溢液较多，但乳腺癌以乳头溢液为唯一症状者少见，多数伴有乳腺肿块。因此，癌性溢液应当与生理性、非肿瘤性乳腺疾病、全身性疾病引起的乳头溢液相鉴别。

（四）乳头和乳晕异常

当癌灶侵犯到乳头或乳晕下大导管时，乳腺的纤维组织和导管系统可因肿瘤侵犯而缩短，牵拉乳头出现偏斜，病变进一步进展可出现乳头扁平、回缩、凹陷，直至完全陷入乳晕下方，甚至看不见乳头。乳头反复出现破溃、结痂、脱屑等临床表现时，应考虑乳头佩吉特病（Paget’s病）的可能。炎性乳腺癌时局部皮肤呈炎症样表现，颜色由淡红到深红，开始时比较局限，不久即扩大到大部分乳腺皮肤，同时伴有皮肤水肿。触诊时感皮肤增厚、粗糙、表面温度升高。

（五）区域淋巴结转移

乳腺癌的区域淋巴结包括同侧腋窝淋巴结、胸骨旁淋巴结和锁骨上淋巴结。乳腺癌腋窝淋巴结转移率较高，文献报道乳腺癌患者初诊时有50%～70%已出现同侧腋淋巴结转移。腋淋巴结转移情况与原发肿瘤大小、部位等相关，病期越晚，腋窝淋巴结转移率越高，转移数目越多。即使临床未探及腋下有肿大淋巴结，术后病理检查也常发现有淋巴结转移。内乳淋巴结和腋淋巴结同样是乳腺癌转移的第一站淋巴结。内乳淋巴结转移率与病灶部位及病期有关，有腋窝淋巴结转移的病例中内乳淋巴结转移率增高。锁骨上淋巴结是乳房淋巴引流的第二站，其转移主要是经腋淋巴结或内乳淋巴结，多数是同侧的，也可转移到对侧锁骨上淋巴结，淋巴结位于锁骨内侧段的后上方，胸锁乳突肌深面。出现锁骨上淋巴结肿大常表示病期较晚，不宜做根治性手术。若癌细胞堵住腋窝主要的淋巴管，引起该侧手臂淋巴回流障碍，则发生蜡白色的手臂水肿；若锁骨下或腋窝的硬变淋巴结块压迫腋静脉，则引起该侧手臂青紫色水肿；若神经干细胞被癌肿侵及或被硬变的淋巴结块压迫，则引起手臂和肩部的剧痛。

二、特殊乳腺癌临床表现

（一）炎性乳腺癌

发病急，以乳房皮肤的红、肿、热、痛等乳房炎性症状就诊。常见乳房皮肤呈弥漫性或局限性硬化、变厚，皮肤水肿似橘皮样，可见卫星结节。乳房迅速增大，皮温增高，触之韧感。常见乳头干裂、结痂和内陷。病理组织学研究认为，这种乳腺癌的炎性病变是由于癌细胞浸润到真皮下淋巴管，引发淋巴管阻塞和继发炎症。炎性乳腺癌以侵犯淋巴管为主要表现，转移率高，且转移早，故预后极差。

（二）乳腺佩吉特病（Paget’s病）

乳腺佩吉特病（Paget’s病）是一种发生在乳头乳晕复合体的恶性病变，临床上较少见，恶性程度低，病情进展慢，发病率占所有乳腺恶性肿瘤的1.4%～13%。先发生在乳头区大乳管内，后发展到乳头，临床表现为乳头反复的脱屑、糜烂、结痂、瘙痒等湿疹样改变，病损可由乳头蔓延至乳晕或附近皮肤，重者可使乳头轮廓消失，因此又称为湿疹样癌。部分患者可在乳头或乳晕下触及质硬肿块。淋巴转移出现晚。

（三）远处转移（全身症状）

早期一般无全身症状，晚期乳腺癌细胞可直接侵入血管出现远处转移，乳腺癌患者初诊时有约5%～15%患者已出现远处转移。最常见的转移部位为骨，其次为肺、肝、脑、肾上腺等。

1.骨转移

以胸椎和盆骨最多，其次为肋骨、股骨等；多数为溶骨性改变，少数为成骨性；长骨转移时可发生病理性骨折，脊柱转移时由于脊髓受压可引起截瘫。临床上有进行性加剧疼痛，早期时X线片可能无阳性发现，骨扫描较X线片敏感，平均可提前3个月发现骨转移。因此，乳腺癌病人出现持续性疼痛时，应做骨扫描检查。

2. 肺转移

多数表现为肺内大小不等的结节，偶为单个结节，少数病例表现为癌性淋巴管炎，肺转时出现胸痛、咳嗽、咯血、气急等临床表现。

3. 肝转移

早期症状不明显，病人有乏力、食欲减退等，容易忽略，肝转移进展期会出现肝大、黄疸、腹水等，超声及CT检查有助于早期发现肝转移。肝转移患者预后差，化疗及激素治疗效果不理想。

4. 脑转移

脑转移一般发生较晚，主要表现为脑膜及脑实质转移，常见症状为头痛及精神状态改变。CT检查对诊断有帮助。全头颅放疗可取得暂时性症状缓解，但治疗效果不理想。

三、生殖健康的影响

由于乳腺癌病人的年轻化以及现代人生育年龄的推迟，育龄期妇女在乳腺癌病人中占比逐步提高，与其后续生活质量相关的生育能力的保护问题则逐渐成为大家关注的焦点。有研究表明，癌症可以通过多种方式影响生育能力。不育症可能源于疾病本身，也可源于由化疗、放疗或内分泌治疗所引起的性腺损害，接受治疗后的乳腺癌患者怀孕率比普通育龄期女性低40%。

（一）化疗

化疗引发的卵巢衰竭是女性癌症病人最担心的问题。即使化疗后月经周期仍恢复正常，卵巢功能也可能已经明显受损。目前，用于治疗乳腺癌的标准化疗方案主要由环磷酰胺、阿霉素和紫杉醇等药物组成，在这些化疗药物中，烷化剂是导致卵巢储备功能受损最显著原因，应用环磷酰胺治疗的病人发生卵巢功能衰竭的可能性较未使用该药的病人高4倍。同时，随着体内环磷酰胺的累积剂量增多，卵巢储备功能下降，不孕和过早绝经的发生率明显提高。

（二）乳房放射线治疗

随着保乳手术的高度流行，除辅助化疗外，乳房放射线治疗也已成为乳腺癌的主要治疗方法之一。尽管乳房放疗能有效防止局部复发，但可能会损伤泌乳功能。

（三）内分泌治疗

对于激素受体阳性的乳腺癌病人来说内分泌治疗至关重要，一般在确诊后使用5～10年。但在临床随访中发现，较年轻的乳腺癌病人坚持内分泌治疗的依从性很差，无法达到有效的治疗时长，其原因在于年轻病人对生育能力的重视及对过早绝经和推迟生育5～10年的担忧。尽管目前未有报道提及标准的内分泌疗法，会出现直接损伤卵巢或引起卵巢储备下降的情况，但由于内分泌治疗具有提前绝经及较长治疗周期的特点，许多女性在治疗结束时可能处于围绝经期甚至绝经后期，这也降低了接受内分泌治疗的乳腺癌病人怀孕的概率。因此，无论是否损伤卵巢功能，长期的内分泌治疗都导致了乳腺癌病人怀孕概率的降低。不育症可使病人变得抑郁和焦虑，对自尊心和生活质量有很大的影响，而保留生育能力则一定程度保证了癌症病人治疗后的生活质量。因此，临床医生需要认真对待癌症病人的生育需求，乳腺癌治疗后再生育除要考虑安全性外，还要考虑生育的可能性及病人意愿的变化。临床医生在治疗前及治疗过程中需要与病人充分沟通，并咨询生殖专家，以便合理调整治疗策略。

四、心理健康的影响

尽管乳腺癌病人可以长期存活，但是在治疗前后、治疗过程中以及康复过程都存在一些因素影响病人的心理健康，使病人产生不良情绪。同时，女性对乳房状态的关注度很高，这便更容易产生心理问题。乳腺癌患者在患病初期普遍存在不能接受、否认疾病，过度在意配偶对自身形象改变的看法，担心自己重返社会的压力以及外界对自身带有负性评价，会产生严重的不良情绪。另外，乳腺癌患者由于自我价值不能实现，自理能力降低，在长期昂贵治疗费用的影响下，患者本人及家属均会产生强烈的自我负担感、心理压力。据调查显示：将近34%以上的乳腺癌患者存在明显的心理应激反应、心理障碍，极大地降低了治疗依从性。

乳腺癌病人的正性情绪对于病人的病情有很大的帮助作用，有文献显示，乐观、豁达、坚强的心理行为特征及积极的心理调节，能有助于癌症病人建立对疾病治愈的希望和信心，提高病人的远期生存率。因此，心理健康因素不仅是乳腺癌的诱发因素，更能影响病人的康复。在临床护理工作中护理人员应当注意到男性和女性乳腺癌病人的心理障碍，根据不同的因素采取合适的方法帮助病人，在治疗和护理过程中辅以心理干预，使得病人更好地恢复健康并拥有更好的生活。

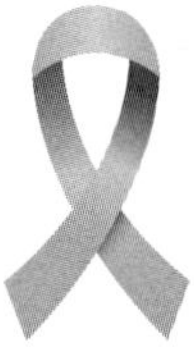

第二章

乳腺癌临床治疗

乳腺癌的治疗方法有手术治疗、放射治疗、化学治疗、内分泌及靶向治疗等，根据乳腺癌的分型分期不同，治疗方法也随之不同。随着医学水平的不断提高，手术方式不断更新，辅助治疗方法也越来越精确。学习乳腺癌的手术治疗以及乳腺癌的综合治疗的发展和方法是了解乳腺癌综合治疗的必要前提。

第一节 手术治疗

一、乳腺癌手术发展史

1894年，Halsted首次提出乳腺癌根治术，首次完成早期乳腺癌完整切除，手术切缘无肿瘤细胞残留（R0切除）的手术实践，术后局部复发率由既往58%～85%降至6%，5年生存率达30%。该术式的切除范围包括切除全部乳腺组织及肿瘤表面皮肤、乳头乳晕，胸大肌和胸小肌，联合腋窝淋巴结及锁骨下淋巴结清扫。在随后的近一个世纪，该术式作为乳腺癌标准根治手术得到普及。但是，术后导致的严重胸壁畸形以及患侧上肢的淋巴水肿影响了患者的生活质量。进入20世纪以来，R0切除与提高生活质量并重的理念日益受到临床关注，更加合理地设计手术范围并减小损伤的乳腺癌改良根治术应运而生。

1948年，Patey等提出要求应切除全部乳腺，并通过保留胸大肌以改善胸壁畸形。同时，切除胸小肌可以完成胸肌间淋巴结清扫且方便显露锁骨下区域淋巴结。但是，切除胸小肌可能导致支配胸大肌的运动神经损伤并造成术后胸大肌萎缩是该术式的不足。

1963年，Auchincloss提出切除全部乳腺，保留胸大肌和胸小肌，并联合腋窝淋巴结清扫。该术式采用游离胸大肌与胸小肌之间间隙的方法完成胸肌间淋巴结清扫，有效地避免了运动神经损伤和胸大肌萎缩，更好地保证了胸壁外形。但是，该术式对于锁骨下区域显露不充分是其不足。这种术式与Patey术式一样均要求完成患病器官解剖学的完整切除。手术切除范围包括乳头乳晕复合体在内的全部乳腺，并根据病期不同实施不同水平的淋巴结分期。临床实践证实，Patey乳腺癌改良根治术与Halsted根治术疗效相当，但是Patey术式更易导致胸大肌萎缩而影响生活质量，而Auchincloss术式受到更多认同而被临床广泛应用，由于保留了胸肌，术后患者上臂的内旋、内收和爬攀等动作与术前一样，故该术式对恢复劳动力有很大的优点。20世纪80年代以来，Halsted根治术从标准术式降为最后的一种选择，而Auchincloss改良根治术成了首选术式。到1982年，

Auchincloss改良根治性全乳切除术比例占全乳切除根治性手术的72.3%。20世纪的临床试验证实，临床腋窝淋巴结阴性的乳腺癌随机接受乳腺癌根治术、全乳房切除+腋窝淋巴结放疗、全乳切除+后期淋巴结清扫术，整体生存率和无病生存率无显著差异，但改良根治术后的形体效果和上肢功能占优势。这项研究是乳腺癌治疗的另一个里程碑，肯定了Auchincloss改良根治术的地位，为缩小手术范围提供理论依据。

20世纪80年代，Fisher提出，乳腺癌是一种全身性疾病，原发灶和区域淋巴结的处理方式均不影响患者的生存率，这为保乳手术的发展提供了理论依据。对28405例患者进行Meta分析发现，乳腺癌改良根治术与保乳术患者的局部复发率分别为6.2%和5.9%，两者之间无明显统计学差异。基于以上临床试验结果有力支持，保乳术成了早期乳腺癌患者的首选。

随着乳腺外科技术的发展，使乳腺癌的治疗摆脱了从单纯外科治疗而进入既根治肿瘤又兼顾保留功能和外观的综合外科治疗的新时代，为今后乳腺外科技术的发展奠定了坚实的基础。

二、乳腺癌手术治疗的原则

乳腺癌综合治疗手段包括：手术、化疗、放疗、内分泌治疗及靶向治疗等。临床上根据患者病情的分期、肿瘤的部位，乳腺癌治疗方法的选择遵循以下原则：

0期、Ⅰ-ⅡA期：手术治疗为主，术后根据淋巴结转移情况及相关预后指标制订后续治疗方案。

ⅡB-ⅢA期：以根治性手术切除为主，根据具体病情给予术后辅助化疗、放疗、内分泌治疗等。如果患者有保乳意愿，肿瘤较大时，可先行新辅助治疗降期后再手术。

ⅢB-ⅢC期：局部肿瘤较大或伴同侧区域淋巴结有转移者，可采用手术、化疗、放疗、内分泌治疗等综合治疗手段。其属于局部晚期不可手术乳腺癌，需通过新辅助治疗降期后择期手术。

Ⅳ期：以解救化疗、内分泌治疗、靶向治疗等为主的综合治疗，手术和放疗是以缓解症状和加强局部控制为目的的姑息治疗手段。

三、乳腺癌标准根治术

在1894年，Halsted创立了乳腺癌根治术，首次完成早期乳腺癌R0切除的手术实践，术后复发率由58%～85%降至6%，5年总存活率达30%。乳腺癌标准根治术适用于临床Ⅰ～Ⅲ期乳腺癌，癌灶与胸大肌或其筋膜粘连、临床上有明显腋窝淋巴结肿大或胸肌间淋巴结受累者。该术式的切除范围包括：切除整个患侧乳房，包括肿瘤周围至少3 cm的皮肤以及乳房周围脂肪组织，同时切除胸大肌（胸肋部）、胸小肌及其筋膜，连同腋窝和锁骨下所有的脂肪组织和淋巴结。上述部分应与乳房连着作一整块切除，以避免癌组织的分离和扩散。在随后的近一个世纪，该术式一直作为治疗乳腺癌的标准术式得到普及。但是，由于此术式切除组织多、创伤大，给患者造成了巨大的痛苦并造成了身体残缺，术后导致严重的胸壁畸形，以及患侧上肢的淋巴水肿影响了病人的生活质量。随着理念的更新和外科手术技术的进步，乳腺癌手术方式也发生了更新，目前临床上乳腺癌标准根治术已很少采用。

四、乳腺癌改良根治术

手术适应证：不适宜保留乳房的早期乳腺癌患者；病理证实腋淋巴结转移；临床评价可以行R0切除。

禁忌证：包括不能耐受手术和不能行R0切除。

切除范围：包括乳头乳晕复合体及肿瘤表面皮肤、穿刺针道及全部乳腺组织，保留胸大肌和胸小肌，并联合腋淋巴结清扫。

术前准备：明确无手术禁忌证，术前签署手术知情同意书，充分告知手术风险及预后。

五、保乳手术

保乳理念的提出和保乳手术的开展是乳腺癌外科上具有里程碑意义的事件。20世纪80年代Fisher研究提出，乳房和腋窝的不同处理方式或处理范围并不影响患者的预后，乳腺癌是一种全身性疾病，扩大局部手术范围并不能改变这一特性。从而向经典的Halsted标准根治术发起了挑战，掀起了乳腺癌外科治疗史上的一场革命。

保乳治疗的适应证：主要针对有保乳意愿，切缘阴性且术后能够达到良好乳房外形效果的患者。

临床Ⅰ、Ⅱ期的早期乳腺癌：肿瘤大小属于T1和T2分期，且乳房有适当体积，肿瘤与乳房体积比适当，术后能够保持良好乳房外形的早期乳腺癌患者。对于多灶性乳腺癌（同一个象限的多个病灶），也可尝试进行保乳手术。

Ⅲ期患者（炎性乳腺癌除外）：经术前治疗降期后达到保乳手术标准时也可以慎重考虑。

乳腺癌保乳手术切除的范围：完整切除肿瘤（肿物切除、象限切除或区段切除术）及周围区域一定量的乳腺组织，根据肿瘤位置和乳腺厚度决定是否行肿瘤表面皮肤、皮下组织及基底部胸大肌筋膜的切除，同时术前活检穿刺针道、开放活检表面皮肤及残腔应尽量给予切除。

六、乳房再造术

手术治疗仍是乳腺癌综合治疗的主要手段之一。随着乳腺癌早期发现率的提高以及综合治疗技术的进展，我们盲目追求广泛的根治性切除，不但不能改善患者的预后，反而会给患者带来更大的身体和心理的创伤。乳腺癌的治疗模式由单一的手术治疗逐渐转变为综合治疗模式，患者的生存期明显延长，此时患者对生活质量有了更高的要求，并开始了对美的追求，这就要求乳腺外科医生在诊治乳腺疾病的同时，需更加关注患者对形体和心理方面的需求。肿瘤整形外科技术应运而生，即保证肿瘤复发和转移风险可控的前提下，尽可能保留和修复患者的局部形态和功能，提高患者的生存质量，是将整形外科的原则和技术用于癌症患者的治疗，将切除和修复完美结合，在根治性切除肿瘤的同时，尽可能恢复因手术遭到破坏的功能和外观。

20世纪70年代出现乳房重建的概念，最早只应用于乳腺良性疾病全乳切除术后乳房重建，随后应用于乳腺癌患者的即刻乳房重建。20世纪80年代，即刻乳房重建技术才得以更广泛临床应用。1977年，扩大背阔肌皮瓣自体组织皮瓣开始用于乳腺癌术后乳房重建，一度成为乳房重建的主要方式。

1982年，Hartrampf等首先报道了带蒂腹直肌皮瓣。该皮瓣作为腹部组织的唯一皮瓣应用于乳房重建多年，一度成为乳房重建最常用的自体供区皮瓣。但是随着显微外科技术和游离皮瓣技术的发展，进一步对腹壁解剖的深入了解和手术经验的累积，出现乳房重建最先进的游离皮瓣技术，指在术中依据一定的血管系统将皮肤、脂肪和肌肉等组织从身体的某一部位向另一部位进行游离转运，将皮瓣的动脉、静脉从供区分离出来，并与受区的血管采用显微外科技术实现吻合的技术。以腹部游离皮瓣为代表，其具备了良好血供和极好的美容效果而应用于乳房重建。在乳房重建术中，这类游离皮瓣主要取自腹壁，包括保留肌肉的游离皮瓣、腹壁下深血管穿支皮瓣和腹壁下浅动脉皮瓣；游离皮瓣还可取自臀部或腿部，包括臀上动脉穿支皮瓣、大腿前外侧皮瓣和股薄肌皮瓣。游离组织皮瓣技术的优势是改善了皮瓣的血供，降低了供区并发症，同时使重建乳房的塑形更加方便，重建乳房的美观度进一步提升。缺点是自体组织皮瓣技术难免造成供区的手术瘢痕，导致一些患者不愿意接受此术式，而且此类技术对于外科医生来说需要较长的学习曲线。

1986年，扩张器-假体两步法乳房重建推动了植入物乳房重建的快速发展。近年来植入物已取代自体组织皮瓣，逐渐成为乳房重建的最主要方式。随着保留乳头乳晕皮下腺体切除及脱细胞真皮的广泛应用，即刻置入假体重建的比例呈上升趋势。

第二节　乳腺癌的综合治疗

一、新辅助治疗

指对未发现远处转移的乳腺癌患者，在手术及放疗局部治疗前进行的全身性细胞毒性药物的治疗，也可称为术前化疗、初始化疗或诱导化疗。它不是一种新的治疗手段，只是为了与术后辅助化疗进行区分。目前，已成为早期乳腺癌患者的标准治疗手段之一。

乳腺癌的新辅助治疗包括新辅助化疗、新辅助靶向治疗及新辅助内分泌治疗。基于目前循证医学的证据，相同方案和疗程的新辅助治疗的效果与辅助治疗的效果是一样的，且可以使部分不能保乳的患者获得保乳的机会，部分不可手术的患者获得手术的机会；但是一部分患者（小于5%）在新辅助治疗的过程中可能出现病情进展，甚至丧失接受手术治疗的机会。接受有效的新辅助治疗之后，即便临床上肿瘤完全消失，也必须接受既定的后续治疗，部分乳腺癌对新辅助治疗初始治疗方案不敏感，若在2个周期化疗后肿瘤无变化或病情进展时，应根据实际情况考虑是否更换化疗方案或采用其他疗法。

二、乳腺癌化疗

乳腺癌是一种全身性疾病，早期就可能存在潜在的远处转移。确诊后的早期乳腺癌患者血循环和远处器官都可能存在肿瘤细胞或微小转移灶，而乳腺癌单纯局部治疗（根治性手术和放射治疗）后血行转移是治疗失败的主要原因。手术后接受全身辅助化疗可以杀灭局部区域淋巴结及远处转移部位的微小转移病灶，从而降低或推迟局部复发及减少远处转移。总体上能够降低肿瘤复发或死亡风险，达到延长患者生存率的目的。目前，乳腺癌术后辅助化疗的临床价值已被广泛的认同和应用。

三、化疗方案和注意事项

（一）单药序贯化疗或联合化疗

推荐的首选化疗方案包括单药序贯化疗或联合化疗。与单药化疗相比，联合化疗通常有更好的客观缓解率和疾病进展时间，然而联合化疗的毒性较大且生存获益有限。此外，序贯使用单药能降低患者需要减小剂量的可能性。需要使肿瘤迅速缩小或症状迅速缓解的患者可选择联合化疗，耐受性和生活质量作为优先考虑因素的患者则可选择单药序贯化疗。

（二）常用单药

包括：蒽环类，如多柔比星、表柔比星、吡柔比星等聚乙二醇化脂质体多柔比星；紫杉类，如紫杉醇、多西紫杉醇及白蛋白结合型紫杉醇；抗代谢药，如氟尿嘧啶和甲氨蝶呤；非紫杉类微管形成抑制剂，如长春新碱、艾立布林。

（三）常用的联合化疗方案

选择联合化疗方案常用的有：

（1） 以蒽环类为主的方案，如CAF、AEC、FEC方案（C：环磷酰胺，A：多柔比星，E：表柔比星，F：氟尿嘧啶）。

（2） 蒽环类与紫杉类联合方案，如TAC（T：多西紫杉醇），多用于新辅助治疗中。

（3）蒽环类与紫杉类序贯方案，如AC→T/P（P：紫杉醇）或FEC→T。

（4）不含蒽环类的联合化疗方案，适用于老年、低风险、蒽环类禁忌或不能耐受的患者，常用的有TC方案及CMF方案（M：甲氨蝶呤）。

（四）化疗注意事项

（1）若无特殊情况，一般不建议减少化疗的周期数。

（2）规范记录患者身高、体质量及体表面积，并给出药物的每平方米体表面积的剂量强度。一般推荐首次给药剂量应按推荐剂量使用，若有特殊情况需调整时不得低于推荐剂量的85%。

（3）化疗时应注意化疗药物的给药顺序、输注时间和剂量强度，严格按照药品说明和配伍禁忌使用。

（4）辅助化疗一般不与内分泌治疗或放疗同时进行，化疗结束后再开始内分泌治疗，放疗与内分泌治疗可先后或同时进行。

（5）蒽环类药物有心脏毒性，使用时需评估射血分数，至少每3个月1次。如果患者使用蒽环类药物期间发生有临床症状的心脏毒性，或虽无症状但射血分数小于45%或较基线下降大于15%，需先停药，充分评估患者的心脏功能，后续治疗应该慎重。

（6）胚系突变的患者，优先选择多聚（ADP-核糖）聚合酶抑制剂和铂类药物治疗。

四、乳腺癌放疗

（一）改良根治术后放疗

根据肿瘤大小、所在部位和腋窝淋巴结状况进行选择。术后放疗可以使腋窝淋巴结阳性的患者5年局部至区域复发率降低到原来的1/4～1/3。

（二）术后放疗指征

（1）原发肿瘤最大直径大于等于5 cm，或肿瘤侵及乳腺皮肤、胸壁。

（2）腋窝淋巴结转移大于等于4枚。

（3）淋巴结转移1～3枚的T1-2，术后放疗根据患者危险度因素综合考虑：

年龄小于等于40岁、腋窝淋巴结清扫数目小于10枚时转移比例大于20%、激素受体阴性、HER-2过表达、组织学分级高以及脉管阳性等。

（4）T1-2乳腺单纯切除术，如前哨淋巴结阳性，当不考虑后续腋窝清扫时，推荐术后放疗，如不考虑放疗，则推荐进一步腋窝清扫。常规照射胸壁及锁骨上区，肿瘤位于内象限加照射内乳区，腋窝淋巴结转移数大于等于4枚加照腋窝，累积量不超过60 Gy，多采用常规电子线。

值得注意的是，术后放疗应在完成末次化疗后2～4周内开始。个别有辅助化疗禁忌证的患者可以在术后切口愈合，上肢功能恢复后开始术后放疗。内分泌治疗与放疗的时序配合目前没有一致意见，可以同期或放疗后开展。如果左侧患者内乳区放疗适应证需严格掌握，尽可能采用三维治疗技术，降低心脏照射体积，评估心脏照射平均剂量至少低于8 Gy。

所有保乳手术后的患者通过全乳放疗都可以降低2/3的局部复发率，同时瘤床加量可以进一步提高局部控制率，瘤床加量对于60岁以下的患者获益更显著。建议在术后8周内进行放疗。左侧患者为减少心脏照射体积尽可能采用三维治疗技术。

照射靶区为患侧乳腺、锁骨上、下淋巴引流区，对于前哨淋巴结仅有微转移或1～2枚宏转移而腋窝未做清扫的患者，可以考虑采用高位或常规乳房切线野。

值得注意的是，放疗会增加患者术后上肢功能障碍的可能性，所以在放疗后应该特别关注功能锻炼。

五、乳腺癌内分泌治疗

乳腺癌内分泌治疗已经历了100多年的历史，目前已发展成为一种独立的治疗手段，是乳腺癌综合治疗的重要组成部分。1896年，英国Beatson教授报道切除双侧卵巢治疗晚期乳腺癌获得成功，拉开了乳腺癌内分泌治疗的序幕，1966年，英国学者首先人工合成他莫昔芬。1967年，Jensen等发现人类乳腺癌中含有雌激素受体。1971年，他莫昔芬首次用于治疗绝经后晚期乳腺癌。

乳腺癌内分泌药物按照其作用机制分为选择性雌激素受体调节剂、雌激素受体拮抗剂、芳香化酶抑制剂、卵巢功能抑制等。

（一）雌激素受体调节剂

他莫昔芬是目前最常用的抗雌激素类药物，它与雌二醇竞争受体形成的他莫昔芬受体复合物可以降低癌细胞活性，使肿瘤细胞停留于G0 /G1期，减少S期细胞的比例。他莫昔芬在大约1/3的非选择性乳腺癌患者中可产生一定效果，在雌激素受体阳性的患者中有较高的反应率，故他莫昔芬是原发性乳腺癌的雌激素受体阳性者辅助治疗的首选药物。他莫昔芬作为第一代选择性雌激素受体调节剂，在乳腺组织中产生拮抗雌激素作用的同时，会在子宫内产生类雌激素样的作用，长期服用可能引起生殖系统器官病变（如子宫内膜癌发病风险增高）等不良事件，因此需要监测子宫内膜的厚度，至少每半年或一年检查一次。推荐剂量为20 mg/d，早晚各一次，每次10 mg，口服。同时也会引发骨质疏松增加。

（二）雌激素受体拮抗剂

氟维司群是一种新型的甾体类雌激素受体拮抗剂，用于治疗绝经后乳腺癌。作用机制与他莫昔芬不同，是雌激素受体下调剂，选择性下调雌激素受体水平，能有效地降低乳腺肿瘤细胞雌激素受体水平，而无他莫昔芬的类雌激素作用。氟维司群具有与天然型雌激素相似的化学结构，与雌激素受体有高度的亲和力，其亲和力较他莫昔芬强100倍。

（三）芳香化酶抑制剂

芳香化酶是微粒体细胞色素P450酶的一种，广泛存在于卵巢、肌肉、肝脏和肿瘤组织中，是催化雄激素转化为雌激素的关键酶。绝经后女性卵巢功能减退，主要通过外周组织中的芳香化酶把肾上腺合成释放入血的雄激素转化生成雌激素，从而使循环血液中的雌激素保持在一个较低的水平，维持女性正常生理功能。芳香化酶抑制剂能特异性地结合芳香化酶，从而阻断雌激素的合成。目前，芳香化酶抑制剂在辅助内分治疗方面的应用，主要集中在绝经后激素受体阳性的乳腺癌患者。在第三代芳香化酶抑制剂中，作为绝经后乳腺癌患者辅助内分泌治疗药物研究最多的是阿那曲唑、来曲唑、依西美坦。

芳香化酶抑制剂可导致骨密度下降或骨质疏松，因此在使用这些药物前常规推荐骨密度检测，以后在药物使用过程中，每12个月监测1次骨密度，并进行骨密度评分。评分小于-2.5，为骨质疏松，可开始使用双膦酸盐治疗；评分为-2.5～-1.0，为骨量减低，给予维生素D和钙片治疗，并考虑使用双膦酸盐；评分大于-1.0，为骨量正常，不推荐使用双膦酸盐。还有在使用中会导致血脂异常，需要定期检测血脂变换。

（四）卵巢功能抑制

绝经前女性下丘脑分泌促性腺激素释放激素，与垂体细胞膜上相应受体结合，使垂体释放黄体生成素和卵泡刺激素，从而作用于卵巢并释放雌激素。雌激素能促进乳腺肿瘤的生长。卵巢功能抑制是指通过手术或药物抑制卵巢产生雌激素。其中药物卵巢功能抑制主要是促性腺激素释放激素，常见的促性腺激素释放激素有戈舍瑞林、曲普瑞林和亮丙瑞林。促性腺激素释放激素通过对垂体持续刺激，抑制垂体分泌黄体生成素和卵泡刺激素，雌激素的分泌量随之下调，从而达到下调雌激素水平的目的。促性腺激素释放激素能够迅速降低女性血清雌激素水平，达到绝经后状态，停药后这一作用可逆。因此建议将促性腺激素释放激素药物作为绝经前激素受体阳性早期乳腺癌患者卵巢功能抑制的首选。

第三章

乳腺癌术后淋巴水肿及治疗

乳腺癌术后患肢淋巴水肿是常见的并发症，11%～40%乳腺癌患者术后会出现淋巴水肿，使患者上肢功能受限，生活质量降低。淋巴水肿病程中存在自行加重的恶性循环，长期反复发作可导致淋巴管炎、蜂窝组织炎、肢体或器官畸形，甚至转为恶性病变，临床尚无有效解决办法。淋巴水肿的预防和治疗能够有效预防并发症的发生。常用的淋巴水肿治疗方法有保守治疗和手术治疗，而综合消肿治疗是目前国际上疗效最为肯定、应用最广泛的淋巴水肿治疗方法。

第一节　乳腺癌患者淋巴水肿的发病机制

淋巴水肿是乳腺癌根治术后最常见的并发症之一，可能会发生在患侧上肢、前胸及背部，但以上肢淋巴水肿最为常见。导致其发生的原因有：

一、腋淋巴结清扫

根据乳腺及上肢的淋巴系统解剖和生理机制，我们知道淋巴结清扫后，损伤和残存淋巴管道易发生阻塞、水肿，致使上肢淋巴液的回流不畅。

二、感染及超负荷负重

淋巴系统参与机体免疫，淋巴清扫后机体免疫功能下降。当上肢皮肤有损伤时，发生感染，形成淋巴管炎，加重残存淋巴管的损伤。未被引流的渗液积聚在组织间隙，增加了组织间歇压力，阻碍新淋巴管通路的形成。术后上肢不正当的运动，可影响上肢的血循环及淋巴回流。

三、术后辅助治疗

术后辅助治疗尤其是放疗会导致腋窝组织纤维化，进而引起淋巴管及静脉血管粘连破坏、内环境紊乱、循环障碍等并发症。研究显示，乳腺癌根治术后上肢淋巴水肿的发生率可达 16.7%～70.0%，保乳术及单纯乳腺切除术后水肿发生率明显下降，而根治术加放疗后水肿发生率却明显上升。

四、肿瘤复发

肿瘤复发淋巴结转移是乳腺癌最常见的转移方式，肿瘤细胞穿过淋巴管壁，脱落后随淋巴液被带到汇流区域淋巴结。当肿瘤发生淋巴转移时，癌栓会阻塞淋巴管或者压迫淋巴管影响淋巴循环，导致上肢淋巴水肿或者水肿加重。

五、术后组织愈合瘢痕

在手术中及时进行腋淋巴结清扫，也会因为组织愈合过程中形成的瘢痕组织阻挡淋巴液的回流，从而发生水肿。

六、肥胖

肥胖被认为是乳腺癌术后上肢淋巴水肿的危险因素。因肥胖者易发生脂肪液化和坏死，与正常人群相比，更易发生术后伤口愈合不良，甚至感染。有研究报道肥胖影响淋巴管生长与发育，增加淋巴管通透性，降低淋巴管吸收和转运淋巴液的能力，这在一定程度上解释了肥胖患者更易发生淋巴水肿的原因。

第二节　淋巴水肿的并发症及治疗

一、感染

慢性淋巴水肿的最常见并发症是淋巴管炎和蜂窝织炎。

（一）淋巴管炎

淋巴管炎是以大的淋巴管感染为主，表现为沿肢体长轴皮肤上的1条红线，与正常组织边界清晰，并伴皮温升高和轻微疼痛（图3-2-1）。一般认为致病菌为A族溶血性链球菌，也可能是葡萄球菌或其他细菌。部分发病较急，数分钟内出现明显症状，有部分迁延数周，也有的先出现全身症状包括寒战、高热、头痛及呕吐。感染的诱发因素有足癣、慢性皮肤溃疡、静脉炎、皮肤抓伤或蚊虫叮咬等。除了症状还可通过血常规中的白细胞和C反应蛋白增高进行辩证。

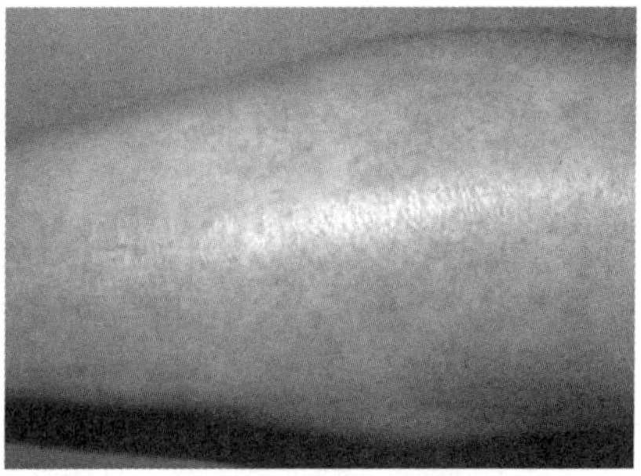

图3-2-1　淋巴管炎

以上症状诊断一旦成立，应立即停止所有的消肿治疗措施，尽早使用抗生素治疗，如果青霉素不过敏应为首选，给药方式分口服和静脉。对于全身症状不明显的可服阿莫西林或头孢克洛分散片。体温高和白细胞指数高者静脉给药。青霉素过敏者可选用克林霉素。临床上个体之间在淋巴管炎发作的频率和程度方而有很大的差异，有的每周发作数次，有的终生未发。但是皮肤组织病理检查显示程度不同的炎症改变，包括毛细血管周围的位核细胞（白细胞和巨噬细胞）渗出明显增多。

（二）蜂窝织炎

蜂窝织炎是指炎症发生于淋巴管内部和周围组织中，是淋巴水肿的常见皮肤并发症之一，比急性淋巴管炎的感染范围广、症状更重。急性蜂窝织炎波及皮下、筋膜下或深部结缔组织，呈急性、弥漫性炎症或形成化脓性病灶，常并发淋巴管炎及淋巴结炎。其特点是不易局限，且迅速扩散，与正常组织无明确界限往往为溶血性链球菌、金黄色葡萄球菌或腐败性细菌感染所致。溶血性链球菌引起的急性蜂窝织炎，由于链激酶和透明质酸酶的作用，病变扩展迅速。有时能引起败血症。临床表现常因细菌的种类、特性和发病的部位、深浅而不同，伴有寒战、发热、头痛、乏力等全身症状。病情严重时可引起败血症，因此，早期的诊断治疗非常重要。

局部症状为主者，可以口服抗生素为主。出现全身症状者可肌注或静脉滴注抗生素，或通过血培养、药敏选用有效抗生素。当机体出现感染症状时，应立即停止综合消肿治疗，进行抗感染治疗，待症状缓解，且患者主观感受良好时，再进行消肿治疗。

二、组织纤维化

组织纤维化是晚期淋巴水肿常见的皮肤病变，分别发生在表皮和皮下组织层。表皮的病变表现为角质层增生和增厚、角化明显，或向外突出生长成乳头状瘤（图 3-2-2）。其质地逐渐变硬，颜色逐渐变黑如同黑刺状。慢性淋巴水肿不可避免地导致皮肤和皮下组织增厚。真皮层和皮肤组织的纤维化也随病程的延长而加重，上下肢都可能发生，下肢更为严重。淋巴水肿Ⅲ期真皮层的纤维化明显。真皮层纤维组织增生，皮下层明显增厚，随病程延长日益明显。皮肤的质地从最初的柔软的凹陷性水肿到晚期坚硬的象皮样水肿。慢性淋巴水肿的组织纤维化改变原因不明。淋巴水肿组织中的慢性炎症改变如炎性因子的增多、滞留的外来微生物以及组织间积聚的蛋白质和透明质酸大分子可能是刺激成纤维细胞合成胶原纤维增多的原因。临床观察发现，淋巴管炎和蜂窝织炎发作的次数和程度与患肢的纤维化之间成正比，炎症发作越频繁，组织纤维增生越明显，因此控制和预防感染是减轻淋巴水肿组织纤维化的重要措施。

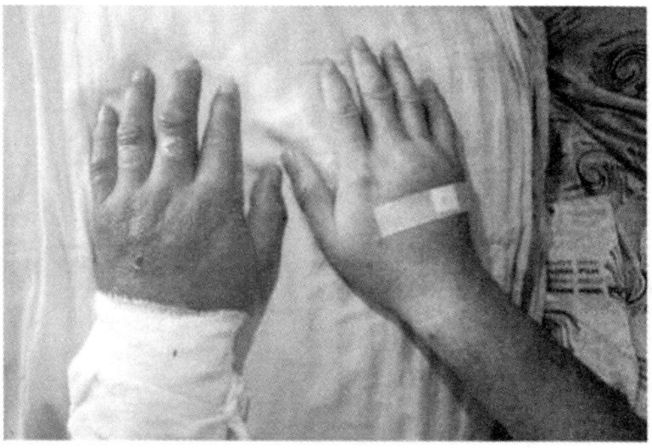
图 3-2-2　手背皮肤纤维性增生

三、脂肪沉积

晚期淋巴水肿的肢体皮下组织内脂肪沉积比较常见，随病程延长而日益加重，肢体日益沉重（图3-2-3）。脂肪沉积的多少存在个体间差异，如同皮肤的纤维化程度的存在的差异一样。患肢脂肪沉积改变非常明显时，其皮肤的角化和纤维化往往不明显或不严重。无论脂肪沉积还是纤维增生结果都是增加患肢的体积，形成畸形，不仅是影响外观，更因为肢体沉重影响生活和工作。需要指出，对于脂肪大量沉积形成的晚期肥大肢体可以通过非手术治疗，如手法淋巴引流综合治疗可以改善外形，而无须抽脂或手术切除。

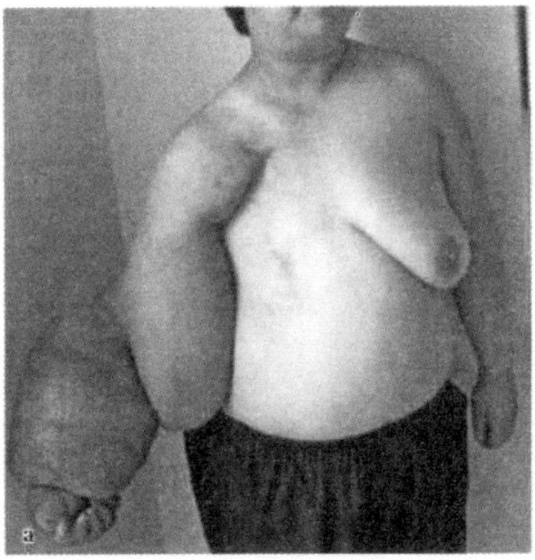

图 3-2-3　脂肪沉积

四、慢性溃疡

淋巴水肿肢体慢性溃疡可见于下肢，但是其发生的概率远低于静脉性水肿。静脉性水肿的组织因为血液循环不畅而比较容易发生溃疡。淋巴水肿如果与静脉性水肿同时存在，则发生皮肤慢性溃疡的概率增加。而一旦发生，创面难以愈合（图 3-2-4）。单纯的淋巴水肿肢体发生慢性溃疡之前往往有反复的皮肤破溃和淋巴液渗漏，创面局部纤维增生，在纤维瘢痕增生基础上发生的溃疡形成不易愈合的慢性溃疡。长期未经治疗护理的慢性溃疡有可能发生恶性病变。慢性溃疡的治疗不能仅仅处理溃疡面，而要积极减轻患肢的水肿，包括使用弹性绷带和避免长期站立，同时局部使用去腐生肌和抗菌的药物。在慢性淋巴水肿肢体上进行游离皮瓣移植，因为受区淋巴循环障碍，可能会导致移植皮瓣的继发性淋巴水肿。

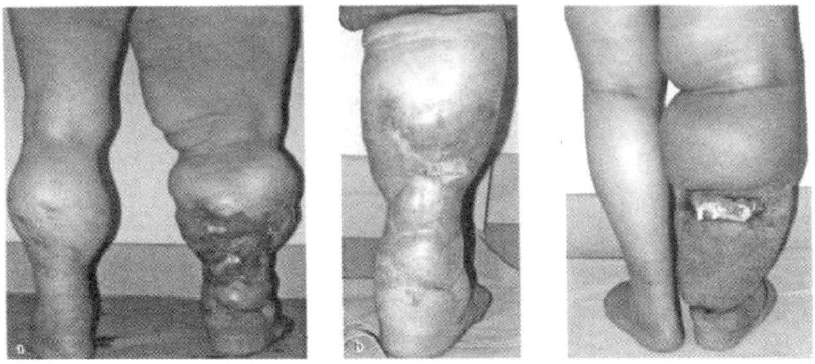

图 3-2-4　慢性溃疡

五、淋巴水肿恶性病变

淋巴管肉瘤又称Stewart-Treves 综合征，表现为长期的淋巴水肿伴有进行性发展的皮肤血管瘤。多见于乳腺癌根治术后的上肢淋巴水肿（图 3-2-5），也有从原发性和先天性淋巴水肿和外伤、丝虫性淋巴水肿发展而来的。放射治疗、广泛的瘢痕和反复的慢性感染是淋巴水肿肢体发生 Stewart-Treves 综合征的主要原因。Slewart-Treves 综合征是少见的致死性皮肤血管肉瘤，发生于慢性淋巴水肿，最常见于乳腺癌根治术后，虽然乳腺癌能够被根治，但是再次发生的原发性肿瘤能给患者造成更严重的后果。

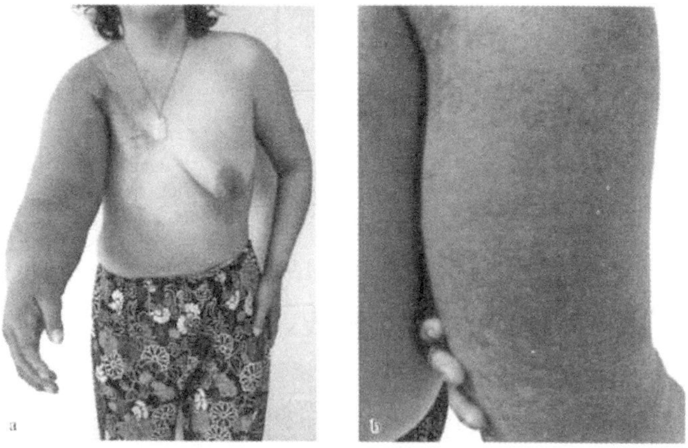

图 3-2-5　乳腺癌根治术后上肢继发性淋巴水肿伴淋巴管肉瘤

第三节　乳腺癌术后上肢淋巴水肿评定

乳腺癌术后上肢淋巴水肿的伴随症状较多，治疗周期较长，单纯凭借肉眼或者患者的主观感受判断严重程度并不够客观。所以对上肢淋巴水肿进行多个层面的评估显得尤为重要。

一、了解病史

为了准确评估水肿情况和制定治疗措施，在首次接患者前应询问患者以下问题：

- 是否进行手术：手术方式是什么，是否清扫淋巴结，清扫多少个？
- 是否进行过放疗化疗？
- 水肿是什么时候开始出现的？
- 水肿是从什么部位出现的？
- 水肿的发展速度是快还是慢？
- 水肿是持续性的还是间歇性的？
- 是否存在诱发因素，诱发因素是什么？
- 是否伴有疼痛，是哪种性质的疼痛？发生疼痛的部位和时间？
- 是双侧还是单侧？
- 是远端水肿还是近端水肿？
- 夜间水肿是否减轻？
- 水肿部位是否出现异常，有无出现发热、红肿红斑、溃疡等症状？
- 是否出现其他并发症，正在接受治疗吗？正在服用什么药物？

二、体格检查

此过程中患者必须完全脱掉上衣，检查者需要观察患者手术伤口瘢痕情况，评估水肿部位皮肤的颜色、厚度、弹性、硬度、按压有无凹陷等状况，测量水肿部位的围度，确定淋巴水肿分期。

（一）手术瘢痕

观察手术部位的瘢痕是否平整，胸壁皮肤是否粘连。瘢痕和胸壁粘连都会阻碍淋巴液的流动，如有上述情况，在治疗中需要进行瘢痕松解治疗和改变引流方向。

（二）患肢皮肤纤维化的评估

出现组织纤维化是慢性淋巴水肿的特点，通过检查者手指对捏或按压皮肤，评估水肿的特性和皮肤的纤维化程度。改良的Rodnan皮肤评分是国际上通行的用于硬皮病的评价量表（见表3-3-1），该表将全身分为18个部分，并规定了硬化程度的客观化标准。代表上肢的4个部位包括（患侧中指指背，患侧手背，患侧前臂前面，患侧上臂前面），每个部位根据皮肤硬化程度进行评分，如图3-3-1。

表3-3-1　改良的Rodnan皮肤评分量表

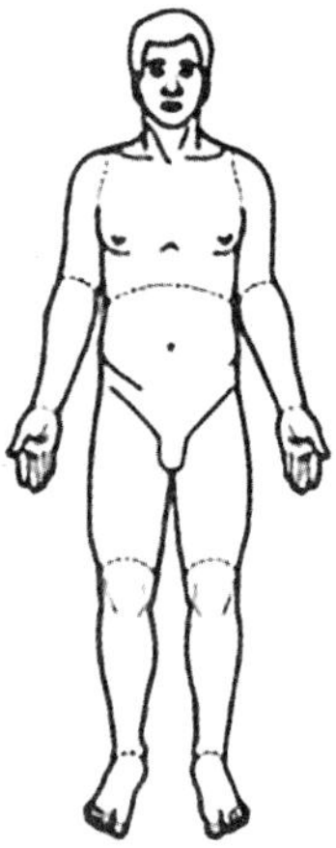

	右　侧	左　侧
手指	0□　1□　2□　3□	0□　1□　2□　3□
手部	0□　1□　2□　3□	0□　1□　2□　3□
前臂	0□　1□　2□　3□	0□　1□　2□　3□
上臂	0□　1□　2□　3□	0□　1□　2□　3□
胸部	0□　1□	2□　3□
腹部	0□　1□	2□　3□
大腿	0□　1□	2□　3□
小腿	0□　1□　2□　3□	0□　1□　2□　3□
足部	0□　1□　2□　3□	0□　1□　2□　3□
每列总分	0□　1□　2□　3□	0□　1□　2□　3□
总分		

正常：0分，无皮肤厚度的变化，皮肤能够看到明显细纹；

轻度硬化：1分，皮肤出现轻度硬化，检查者可以在两个手指之间进行皮肤挤捏后能看到皮肤纹理；

中度硬化：2分，用手指挤捏较难形成皮肤皱褶和纹理；

重度硬化：3分，不能在两个检查手指之间形成皮肤皱褶。

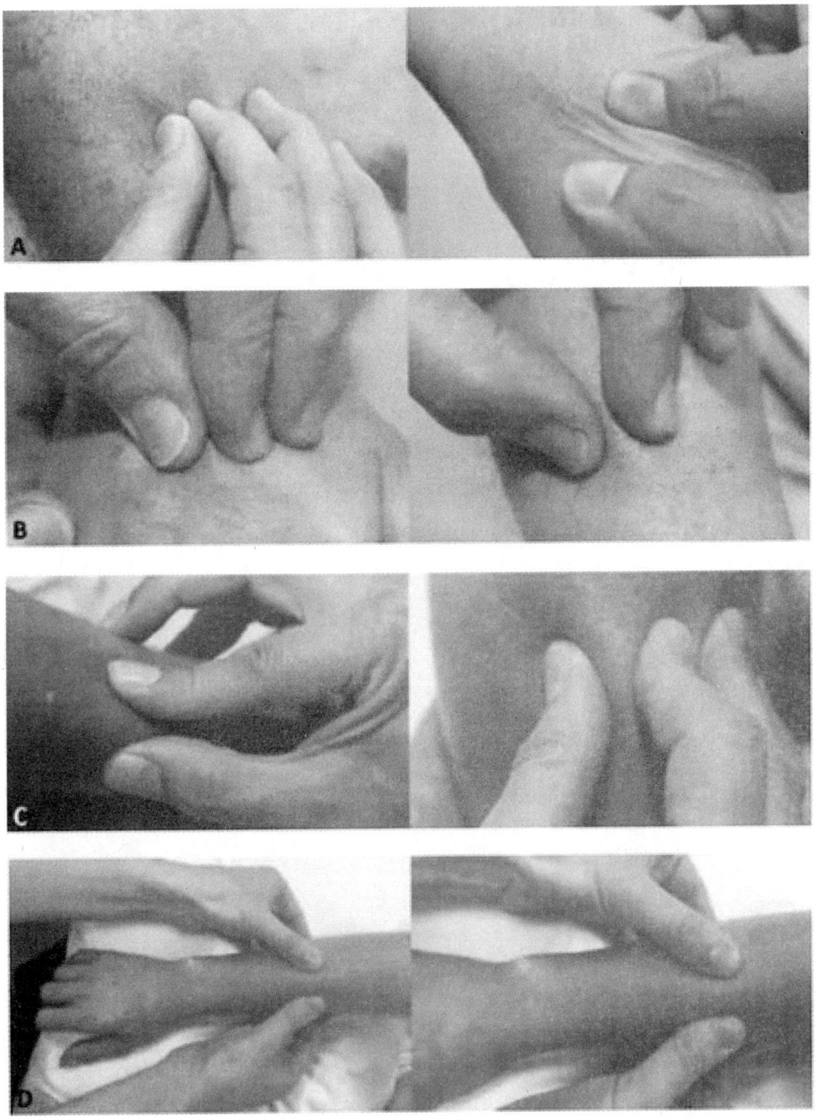

图3-3-1　皮肤厚度测试方法

淋巴水肿患者出现皮肤增厚纤维化时可能表现出Stemmer征阳性，这种皮肤褶皱增厚是皮下蛋白质的集聚和结缔组织的增生引起的纤维化。检查者使用拇指和示指对捏手指或足趾第二指近节背面的皮肤，Stemmer征需要长时间挤压皮肤才能被确诊不存在假阳性，当长时间挤压患皮肤且检查者的手指不能互相靠近时则为阳性。需要注意的是Stemmer征假阳性，在检查时皮肤貌似增厚，但是在长时间检查过程中，检查者的手指能够彼此靠近。除了在手指部位，Stemmer征在其他部位也可以检查到，如图3-3-2。

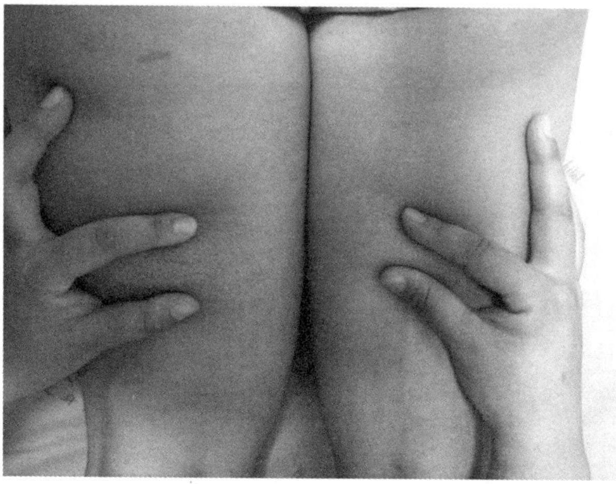

图3-3-2　Stemmer征检查

（三）水肿程度的测量

通过测量患者健侧和患侧上肢同一部位的周径，然后通过以下公式计算，就可得出患者相对健侧的水肿程度百分比。由于单纯的围度差值无法很直观地反映相对患侧的水肿程度，所以在这里我们通过百分比来表示，公式：

水肿体积百分比=(患侧肢体周径的平方÷健侧肢体周径的平方-1)×100%。

为了尽可能减小误差范围，所有的测量都应该有同一个检查者用同一个卷尺，在精确表示的位置进行测量并记录，如表3-3-2。

表3-3-2　维度测量表

<table>
<tr><th rowspan="2">日期</th><th colspan="3">治疗前</th><th colspan="3">治疗后</th><th rowspan="2">治疗师签名</th></tr>
<tr><th colspan="2">间隔(cm)</th><th>Vol%</th><th colspan="2">间隔(cm)</th><th>Vol%</th></tr>
<tr><td rowspan="4"></td><td>患侧远端</td><td></td><td rowspan="2"></td><td>患侧远端</td><td></td><td rowspan="2"></td><td rowspan="4"></td></tr>
<tr><td>健康侧</td><td></td><td>健康侧</td><td></td></tr>
<tr><td>患侧近端</td><td></td><td rowspan="2"></td><td>患侧近端</td><td></td><td rowspan="2"></td></tr>
<tr><td>健康侧</td><td></td><td>健康侧</td><td></td></tr>
<tr><td rowspan="4"></td><td>患侧远端</td><td></td><td rowspan="2"></td><td>患侧远端</td><td></td><td rowspan="2"></td><td rowspan="4"></td></tr>
<tr><td>健康侧</td><td></td><td>健康侧</td><td></td></tr>
<tr><td>患侧近端</td><td></td><td rowspan="2"></td><td>患侧近端</td><td></td><td rowspan="2"></td></tr>
<tr><td>健康侧</td><td></td><td>健康侧</td><td></td></tr>
</table>

续表3-3-2

<table>
<tr><th rowspan="2">日期</th><th colspan="3">治疗前</th><th colspan="3">治疗后</th><th rowspan="2">治疗师签名</th></tr>
<tr><th colspan="2">间隔(cm)</th><th>Vol%</th><th colspan="2">间隔(cm)</th><th>Vol%</th></tr>
<tr><td rowspan="4"></td><td>患侧远端</td><td></td><td rowspan="2"></td><td>患侧远端</td><td></td><td rowspan="2"></td><td rowspan="4"></td></tr>
<tr><td>健康侧</td><td></td><td>健康侧</td><td></td></tr>
<tr><td>患侧近端</td><td></td><td rowspan="2"></td><td>患侧近端</td><td></td><td rowspan="2"></td></tr>
<tr><td>健康侧</td><td></td><td>健康侧</td><td></td></tr>
</table>

备注：远端距离从中指指尖开始到________cm处；
近端距离从中指指尖开始到________cm处。

三、淋巴水肿的分级标准

根据2013年国际淋巴协会发布的《外周淋巴水肿诊断与治疗共识》及2017年发布的《中国抗癌协会乳腺癌诊治指南与规范》，一般将水肿程度分为4级。

0期：乳腺癌患者的淋巴系统功能已经受到损伤，但测量患者患侧肢体的体积并没有发生异常。

Ⅰ期：富含蛋白的淋巴液在结缔组织中积聚，可以看到明显的肢体肿胀，抬高肢体后肿胀可以暂时消退。患侧与健侧上肢周径差小于3 cm。

Ⅱ期：上抬肢体时肿胀不会消退，组织开始纤维化，导致肢体变硬，患侧与健侧上肢周径差3～5 cm。

Ⅲ期：该阶段最典型特征是淋巴滞留性象皮肿，此时脂肪沉积和组织纤维化更加严重，皮肤出现色素沉着，可能会出现疣状增生，患侧与健侧上肢周径差大于5 cm。

四、乳腺癌术后上肢功能专用评价量表

上肢围度的增加和皮肤的硬化是淋巴水肿患者最主要的症状，但大部分患者还伴随着如上肢活动度下降、皮肤感觉异常、上肢疼痛等一系的并发症状，单纯只考虑肿胀与硬化并不能全面地反映淋巴水肿患者上肢的整体情况。MeiRFu建立了一个乳腺癌术后专用的乳腺癌淋巴水肿症状指数量表（见表3-3-3），专门应用于评价乳腺癌术后的淋巴水肿，该量表具有良好的信度和效度。

表3-3-3　乳腺癌淋巴水肿症状指数量表

序号	症状		评分				
			0	1	3	3	4
1	整体感受	患肢肿胀					
3		患肢沉重					
3		患肢疲乏					
4		患肢紧绷					
5		患肢无力					
6		手臂受限					
7		患肢僵硬					
8	活动度	患肢不灵活					
9		肩部受限					
10		肘部受限					
11		手腕受限					
13		手指受限					
13	皮肤情况	患肢皮肤改变					
14		患肢皮温升高					
15		患肢发红					
16		患肢皮肤起水泡					
17	疼痛	患肢烧灼痛					
18		患肢隐痛或疼痛					
19		患肢刺痛					
20		患肢触痛					
21	感觉	患肢针扎感					
22		患肢麻木					
23	原发病	乳房肿胀					
24		胸部肿胀					

注：患者对上述症状进行自我评分，0分为无症状，4分为症状很严重，在相应区域打“√”。

第四节　乳腺癌术后淋巴水肿的综合消肿治疗

目录，淋巴水肿的治疗方法主要有保守治疗和手术治疗两种类型，具体需要结合患者的病情、意愿等因素综合考虑最合适的治疗手段。

对于乳腺癌术后的淋巴水肿，保守治疗是最普遍采用的手段，主要包括间歇性空气压力波治疗、药物治疗、压力袖套佩戴、远红外热疗等技术，这些治疗手段都具有各自的特点，但疗效并不显著。目前，国际上疗效最为肯定、应用最广泛的淋巴水肿治疗方法为综合消肿治疗。

综合消肿治疗主要包括皮肤护理、手法淋巴引流、压力治疗、功能锻炼等方法。20世纪20年代，丹麦医生Vodder夫妇在法国首创了淋巴引流按摩手法，用于治疗偏头痛、鼻窦炎等颈部淋巴结肿大的症状；1963年，德国医生Asdonk首次将淋巴引流用于治疗淋巴管疾病；20世纪80年代，德国夫妇Foldi将此项技术加以改良，增加了弹力绷带包扎、皮肤护理、功能锻炼等辅助治疗，就形成了我们目前所使用的综合消肿治疗技术。

一、患肢自我护理

乳腺癌术后，患肢正确的自我护理可以起到很好的预防作用，能够大大减少淋巴水肿的发病率。除了针对乳腺癌术后上肢淋巴水肿的患者，也适用于其他恶性肿瘤、非恶性肿瘤治疗后导致的水肿，如副乳切除手术后或宫颈癌术后的患者自我护理，要求如下：

（1）避免使用患肢提重物（尽量不要大于3 kg)。

（2）避免在患侧上肢测量血压、抽血、绑止血带等。

（3）避免在患侧上肢进行静脉注射、静脉滴注等治疗。

（4）避免做剧烈的体育锻炼，如单杠、长时间打羽毛球、剧烈的舞蹈动作等。

（5）避免将患肢暴露在过冷或过热的环境中。

（6）避免患肢穿着过紧的内衣、外衣，佩戴过紧的手表、首饰。

（7）乘坐长途飞机、火车时需要佩戴压力袖套或压力绷带，并做适当的运动，如握拳、上肢伸展等动作，避免患肢长时间处于静止下垂。

（8）做好患侧肢体皮肤和指甲的护理，避免蚊虫叮咬、刀割伤。

（9）提高机体抵抗力，避免过度疲劳。

（10）避免用患侧上肢长时间做重复性动作的劳动，如拖地板、搓衣物、切菜、擦玻璃。

（11）避免使用患肢在公交车上拉吊环。

（12）一旦发生水肿，请立刻到正规的医疗机构就诊。

（13）一旦发生皮肤发热、发红等感染症状，请立刻就医，进行抗感染治疗。

（14）营养均衡，减少碳水化合物摄入，控制体重。

二、手法淋巴引流

手法淋巴引流是遵循淋巴系统的解剖和生理通路来实施的。通过手法淋巴引流可以激活淋巴系统，特别是由于手术放疗导致的淋巴管的输送功能障碍。治疗师采用手法淋巴引流治疗淋巴水肿能有效地改变淋巴回流的途径，高效率地减少滞留在组织间的水肿液。此外，手法淋巴引流能减轻组织纤维化，减少皮肤增厚，增加患部的免疫防御功能。作为综合消肿治疗的一部分，手法淋巴引流有助于恢复肿胀肢体的正常外形和功能。

（一）手法淋巴引流的禁忌证

不是所有的人均适合手法淋巴引流治疗。治疗前患者需经过临床医生的检查，有多种复杂疾病或有以下禁忌证的患者不得接受此项治疗。

（1）丹毒、发热等任何种类的急性感染。

（2）失代偿性心功能不全，心源性水肿患者。

（3）恶性病变，如还未转移的恶性肿瘤。

（4）肾功能衰竭。

（5）急性深静脉栓塞。

（二）手法淋巴引流的基本引流手法

淋巴引流手法主要包括两种类型，基本引流手法和水肿抓握手法，对于皮肤增厚、按压无凹陷的纤维化水肿、轻微或严重的凹陷性水肿，首先需要使用水肿抓握手法进行松解纤维化，再使用基本引流手法治疗。水肿抓握手法相对于基本引流手法作用于水肿区域时，需要更加缓慢、用力更大、重复次数更多。

1.基本引流手法

（1）静止旋转

主要包括手掌静止旋转和指腹静止旋转，适用于淋巴结群和任何部位的淋巴引流。手法如图3-4-1，整个手掌侧紧贴皮肤，牵拉皮肤向小拇指方向施力旋转，当阻力达到最大时放松，过程中不在皮肤上产生滑动。

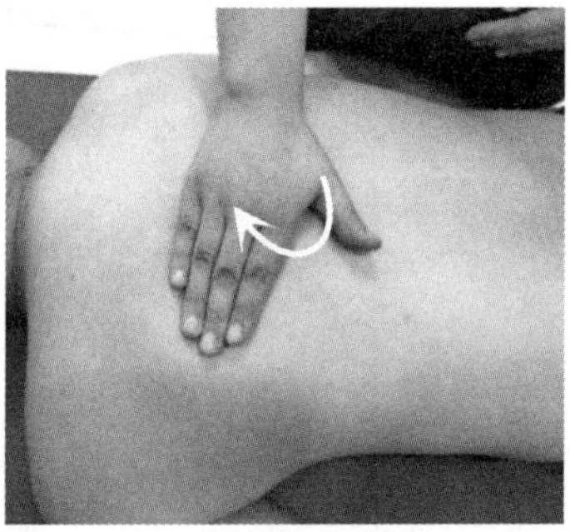

图3-4-1

（2）铲形手法（环状前推）

铲形手法主要适用于四肢和躯干。整个手掌接触皮肤，首先掌向虎口方向前推，出现皮肤牵拉阻力后，四指和拇指由两侧向中间收拢，如图3-4-2。

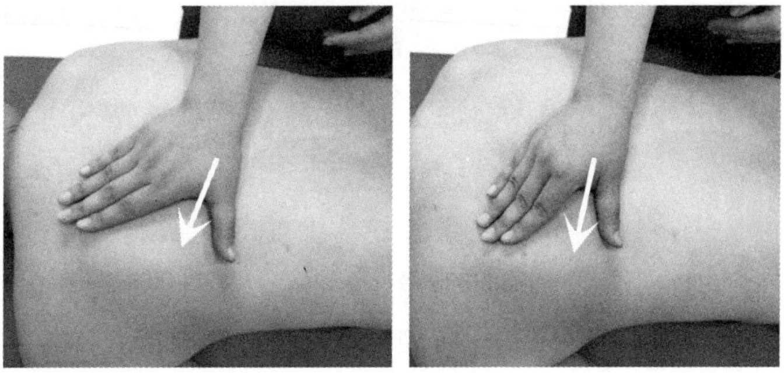

(a)　　(b)

图3-4-2

（3）旋转手法

使用于胸背部、腰部和比较粗大的四肢如大腿前端和后面。操作时2至4手指指腹首先接触皮肤，以其为中心顺时针手腕发力旋转，至手的侧面接触皮肤时，全掌向虎口方向引流，如图3–4–3。

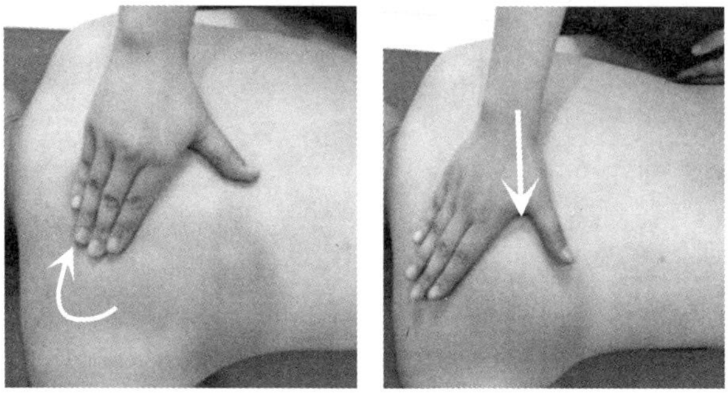

（a）　　　　（b）

图3–4–3

（4）交叉手法

铲形手法和静止旋转手法结合交替使用，适用于胸部、背部、腰部、腹部、大腿，如图3–4–4。

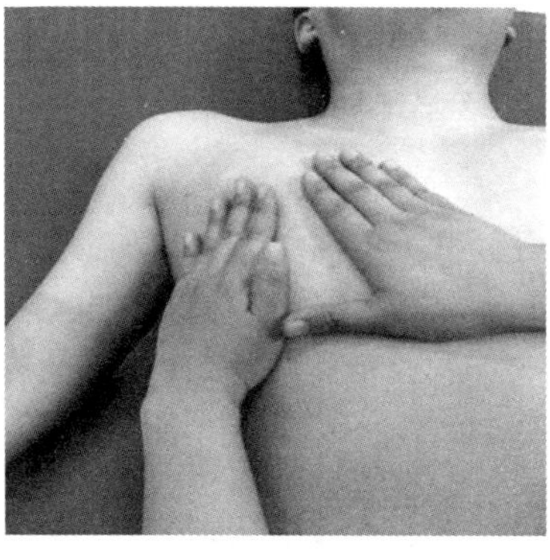

图3–4–4

（5）拇指画圆

适用于面积较小的部位，如手掌、手背，脚踝、手腕等部位。操作时以长拇指掌侧接触皮肤，画半圆，双侧拇指依次迭代，不进行上下交叉，即右手拇指先完成一个半圆后，左手拇指在相同的位置完成相同的动作，而不是与右手拇指交叉进行，如图3–4–5。

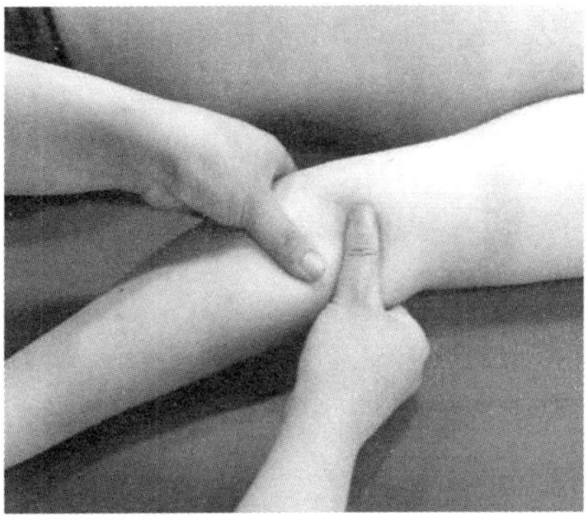

图3-4-5

2.水肿抓握手法

（1）超滤置换抓握

适应征：轻微凹陷性水肿。

意义：促进血管再吸收超滤液，降低局部水肿。

操作方法：首先，在水肿区域进行基本手法治疗；其次，超滤置换抓握：双手或单手全掌置于水肿区域，缓慢逐渐增加压力，持续30秒左右，如图3-4-6。

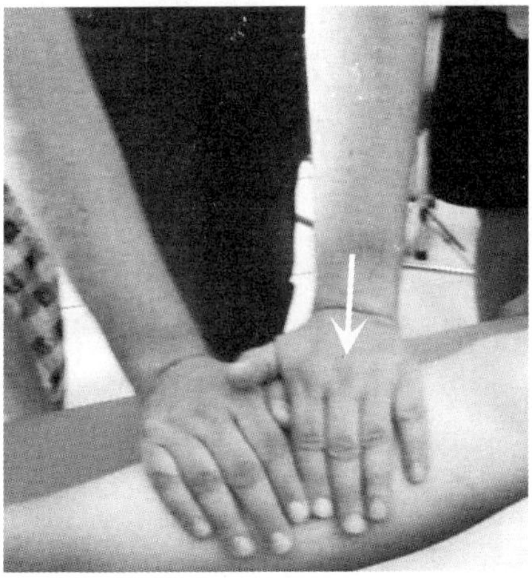

图3-4-6

（2）水肿移位抓握

适应征：严重凹陷性水肿，但必须在淋巴管功能尚存的区域进行移位抓握治疗，伴有疼痛时不建议使用环绕移位和拇指移位抓握手法。

目的：通过分离组织，使水肿液能够沿着纤维化架构被移动，降低局部水肿。

操作方法：移位抓握方式主要有3种。

1）全手移位抓握

双手相邻呈W型，手部位于水肿近端，同时朝向手指端进行铲形抓握，如图3-4-7。

优势：平面区域加压，对于压力敏感的水肿有较好的作用，也适用于有障碍物（如伤疤组织），可以针对性加压方式来进行治疗，还可以同时从远端到近端，以及从中间到侧面施加压力。

劣势：强度较低。

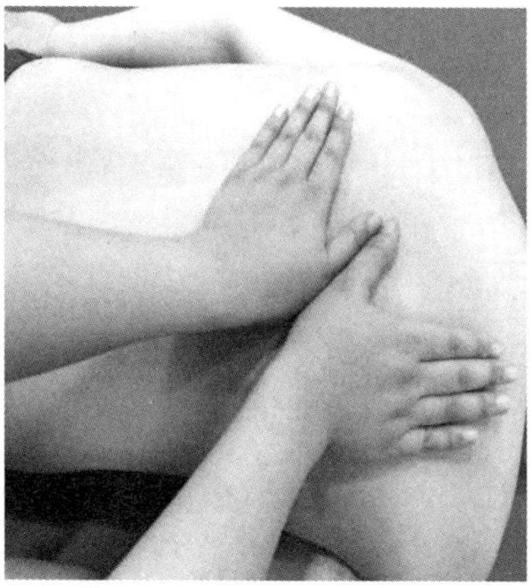

图3-4-7

2）环绕水肿移位抓握

在水肿边缘近端双手拇指和示指形成一个环，尽可能包含所有的水肿区域。近端区域治疗过后，使用同样的手法在水肿远端区域进行治疗，最后再重复第一个步骤，作为结束动作，如图3-4-8。

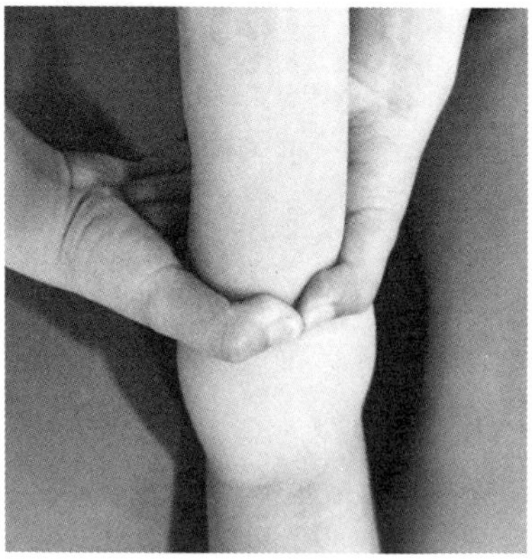

图3-4-8

优势：抓握强度大，对于严重的凹陷性水肿可以非常有效地移动水肿液体。

劣势：一是由于这个手法施加压力的方向只有从远端到近端一种方向，无法对有瘢痕等障碍物存在的区域进行治疗；二是强度较大，对于压力感觉敏感的水肿区域或静脉曲张区域不太适合。

3）拇指移位抓握

同拇指画圆手法很相似，双手拇指平行或者交叠进行，但不进行双手拇指间上下交替，见图3-4-9。

优势：适用于小区域，如手背、足背、胫骨前缘等部位。

劣势：大面积的治疗非常消耗时间。

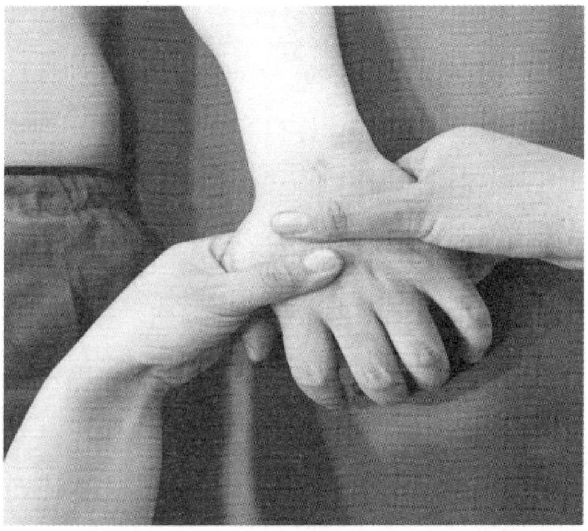

图3-4-9

（3）纤维化松解抓握

适应征：水肿变硬、皮褶变厚、按压无凹陷的水肿。

目的：改善蛋白质纤维化的活动性，松解在组织液中聚集的蛋白质分子，预防瘢痕组织的生成。

操作方法：纤维化松解抓握有两种形式。

1）皮褶抓握

一只手抓握增厚的皮褶，使皮褶位于拇指和食指指腹之间，另一只手在抓握的皮褶上做拇指画圆，并进行按压，这样可以把可流动的水肿液体从纤维化区域引流出来。原理是通过手法提供能量，使水肿液由原来的凝胶转变为溶胶，使其更容易被移动，皮褶变薄，更容易治疗。如图3-4-10。

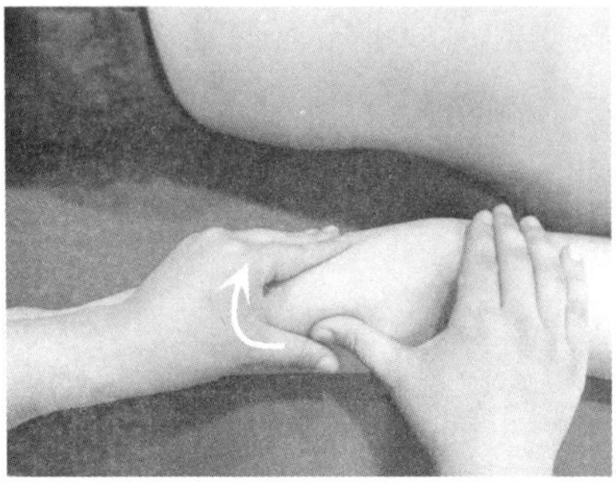

(a)

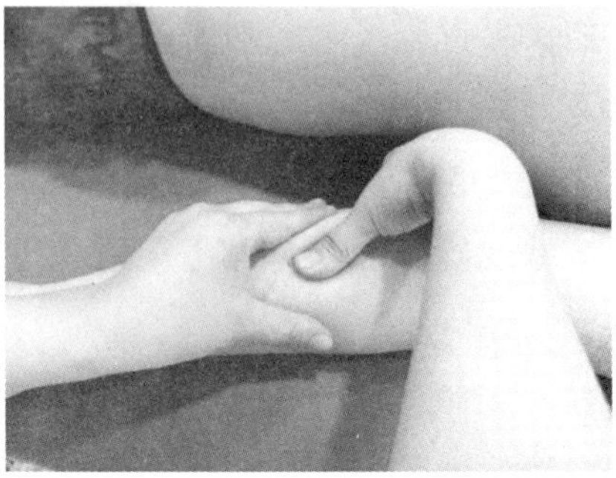

(b)

图3-4-10

2）松解抓握

双手相邻平放，使掌指关节的掌侧贴近水肿部位的皮肤，双手同时移动，像汽车雨刮器一样运动，需要对纤维化的组织施加一定的压力，治疗时不能在皮肤上产生滑动，一段时间后纤维化组织就会有松解。如图3-4-11。

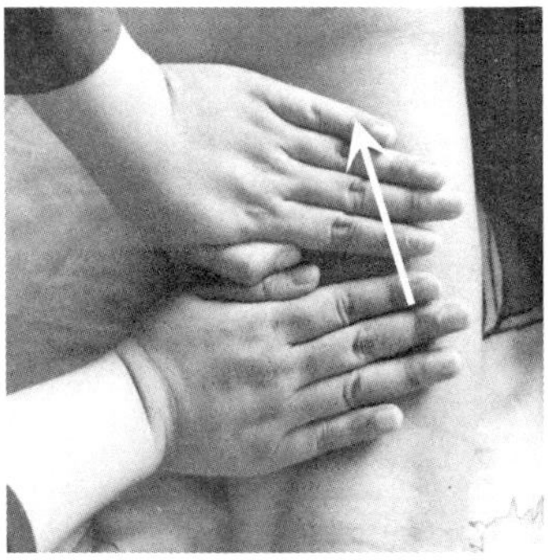

(a)

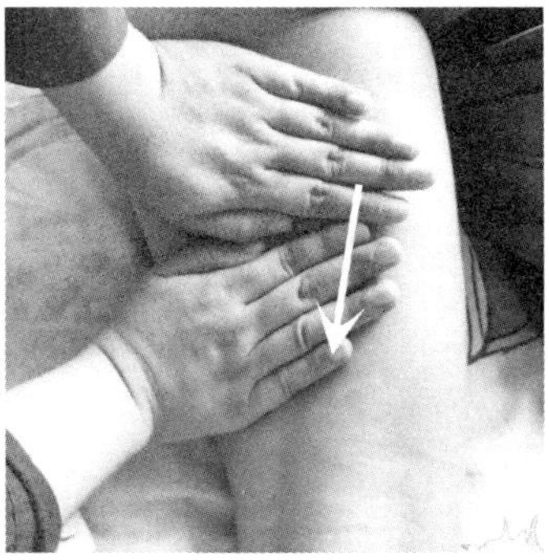

(b)

图3-4-11

（三）手法淋巴引流操作基本原则

1.操作时所施加的压力要轻柔：淋巴非常表浅，手施加的压力要适度，强压会导致淋巴管痉挛。

2.每一次手法操作包括作期和休息期，让组织间的压力平稳上升，平稳下降。

3.手法的速度因要缓慢，工作期持续至少1秒，每个部位重复5～8次。

4.引流的方向依据淋巴回流的方向。

5.治疗的顺序：躯干部位治疗：静脉角的部位—区域淋巴结—需要引流部位；四肢治疗：静脉角部位—区域淋巴结—肢体近心端—远端部位。

（四）手法淋巴引流的作用

1.促进组织液进入毛细淋巴管，加速淋巴液的生成。

2.促进饱满的毛细淋巴管中的淋巴液进入前集合淋巴管。

3.加速淋巴管瓣膜间隔收缩频率，在手法淋巴引流后的2～3小时内淋巴流速都会加快。

4.促进淋巴分水线处健侧和患侧皮肤的毛细淋巴管网吻合，促进患侧淋巴液进入健侧。

5.使间质蛋白进入毛细淋巴管。

6.加速淋巴液在淋巴结的通过速度，并增加淋巴结内毛细血管对淋巴液的再吸收。

7.对机体组织的舒缓作用。

三、乳腺癌术后继发淋巴水肿的手法淋巴引流

由于腋窝淋巴结引流同侧胸部、背部和上肢部位的淋巴液，所以当乳腺癌腋淋巴结清扫术后，不仅只出现同侧上肢的淋巴水肿，部分患者也会伴随有胸部和背部的水肿，在进行治疗前，应该详细评估。

（一）单侧乳腺癌术后继发淋巴水肿的手法淋巴引流方法

人体皮肤的淋巴系统，被两条分水岭分为不同区域（如图3-4-12），水平分水岭以上至锁骨水平的腹侧面称为胸部，背侧面称为背部，被垂直分水岭分为左右胸部和左右背部；水平分水岭以下至腹股沟处称为腹部，背侧水平分水岭以下至臀部于下肢皮褶处为腰部，被垂直分水岭左右分开。

第一步：颈部引流治疗

任何部位的淋巴引流治疗之前都需要做颈部引流治疗，目的是清空锁骨干及淋巴导管中的淋巴液，与静脉角形成负压，减轻淋巴液进入心脏的阻力，加速淋巴系统的循环。

（1）仰卧，在胸肩部做轻抚，进行治疗前与患者的沟通。

（2）锁骨上淋巴由外侧向终池方向引流，2至5指并拢，使用指腹做静止旋

转手法，重复5～8次，如图3-4-13。

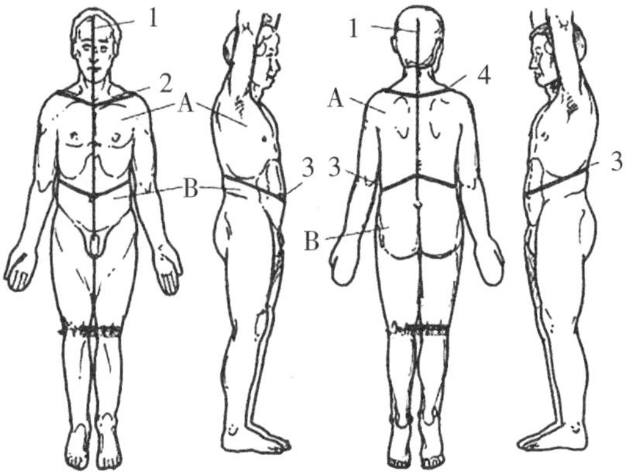

图3-4-12 腋淋巴结引流的区域示意图

1为矢状线分水岭；2、4为头颈部和躯干的分水岭；2以上区域引流至颈部淋巴结；3为胸部和腰部的分水岭；A区域为左侧胸部与背部引流至左侧腋窝淋巴结，右侧则反之引流至右侧腋窝淋巴结；B区域为左侧腹部和腰部区域，引流至左侧腹股沟淋巴结。

（3）静止旋转手法从斜方肌上束边缘引流至中池，图3-4-14。

（4）颈深淋巴结排空，双手横置于颈部使用静止旋转手法向小拇指方向旋转，至中池，如图3-4-15。

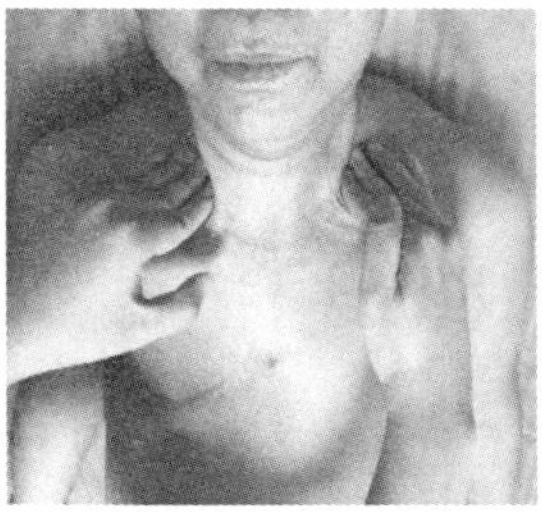

图3-4-13

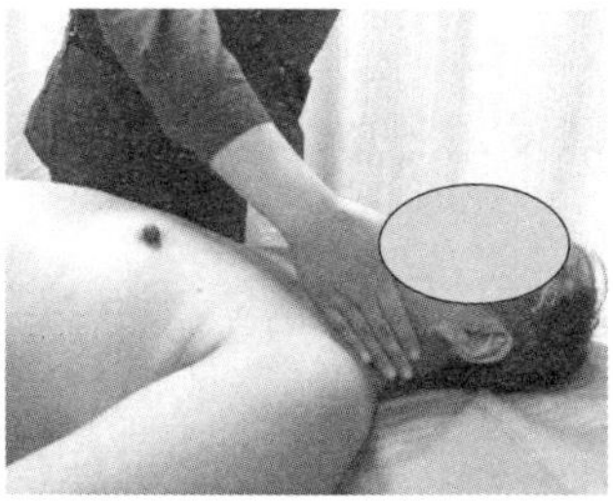

图3-4-14

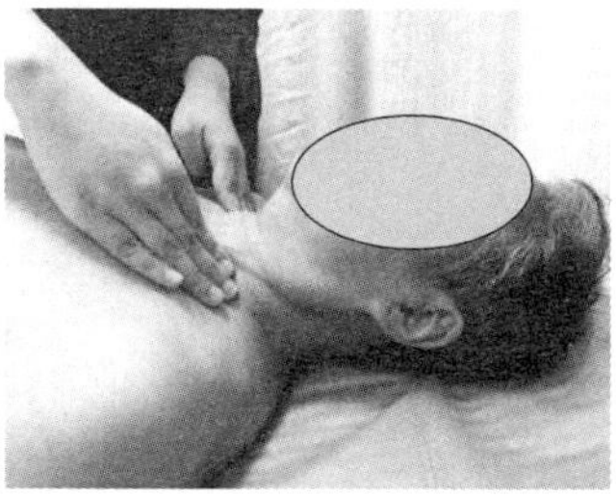

图3-4-15

第二步：健侧胸部引流治疗

（1）在健侧腋窝使用静止旋转手法进行按压（力度稍大于引流手法），进行腋窝淋巴结的排空，重复3次，如图3-4-16（a）。

（2）侧翼向腋窝淋巴结方向使用交叉手法，如图3-4-16（b）。

（3）使用交叉手法通过胸壁组织沿数条线引流向腋窝淋巴结方向，产生负压。

（4）胸骨旁区域使用静止圆手法，如图3-4-16（c）。

（5）沿肋间区域使用手指静止圆手法，引流向侧翼区域。

（6）静止圆手法激活胸骨间健侧与患侧胸部区域的毛细淋巴管之间的吻合支。

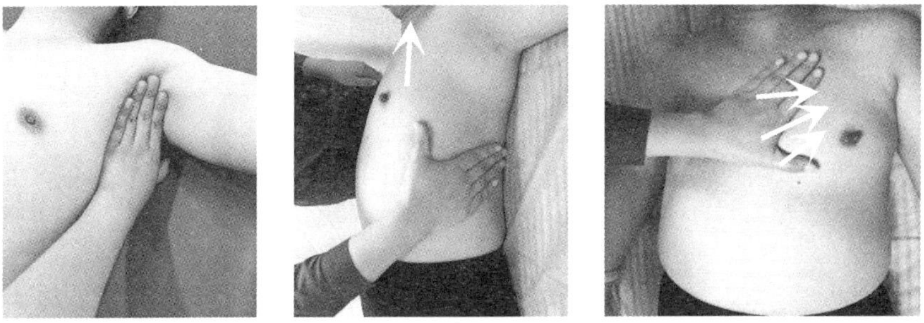

（a）　（b）　（c）

图3-4-16

第三步：患侧胸部引流治疗

（1）手术瘢痕治疗，在瘢痕两侧使用静止旋转手法松解瘢痕组织。

（3）使用旋转或交叉手法，从患侧胸部向健侧胸壁做引流，跨过中线，如图3-4-17。

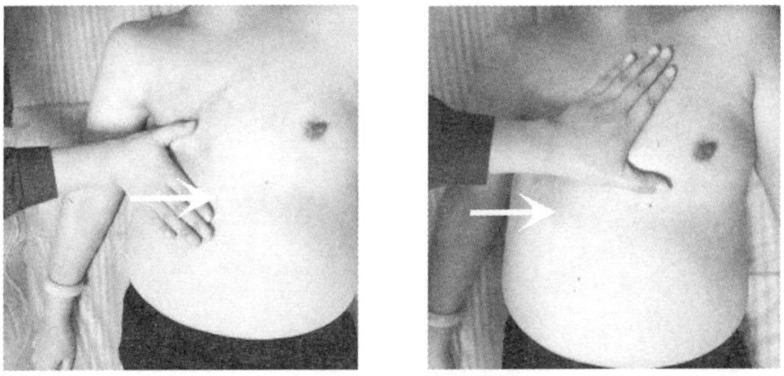

（a）　（b）

图3-4-17

第四步：臂部引流治疗

（1）上臂外侧，用铲形手法引流至锁骨上淋巴结，重复5～8次。

（2）锁骨上淋巴结由外侧引流向终池，如图3-4-18（a）。

（3）上臂内侧，用铲形手法引流向上臂外侧，如图3-4-18（b）。

（4）再使用铲形手法将上臂外侧引流至锁骨上淋巴结，如图3-4-18（a）。

（5）用静止旋转手法激活肘窝淋巴结，如图3-4-18（c）。

（6）从前臂上外侧沿两条线，使用拇指画圆引流至肘淋巴结，如图3-4-18（d）。

（7）肘关节掌侧沿内中外三条线，由远端到近端使用拇指画圆引流约10 cm

长，如图3-4-18（e）。

（8）前臂内外侧，用铲形手法引流至稍，越过肘关节处。

（9）前臂掌侧，用铲形手法引流至肘关节处，如图3-4-18（f）。

（10）前臂背侧，使用铲形手法引流至鹰嘴处。

（11）鹰嘴处沿内中外三条线，同（7）步骤中引流。

（12）前臂掌侧肌腱间隙纤维化松解，使用四指静止圆手法，如图3-4-18（g）。

（13）环绕腕关节一周，经数条线由拇指画圆从远端至近端约5 cm宽度，如图3-4-18（h）。

（14）手部掌侧、背侧，沿数条线拇指画圆，引流至腕关节处，如图3-4-18（i）。

（15）手背掌骨间隙，用四肢静止画圆进行纤维化松解，如图3-4-18（j）。

（16）手指部位，近端至远端的拇指和示指，用相对静止画圆的引流，如图3-4-18（k）（l）。

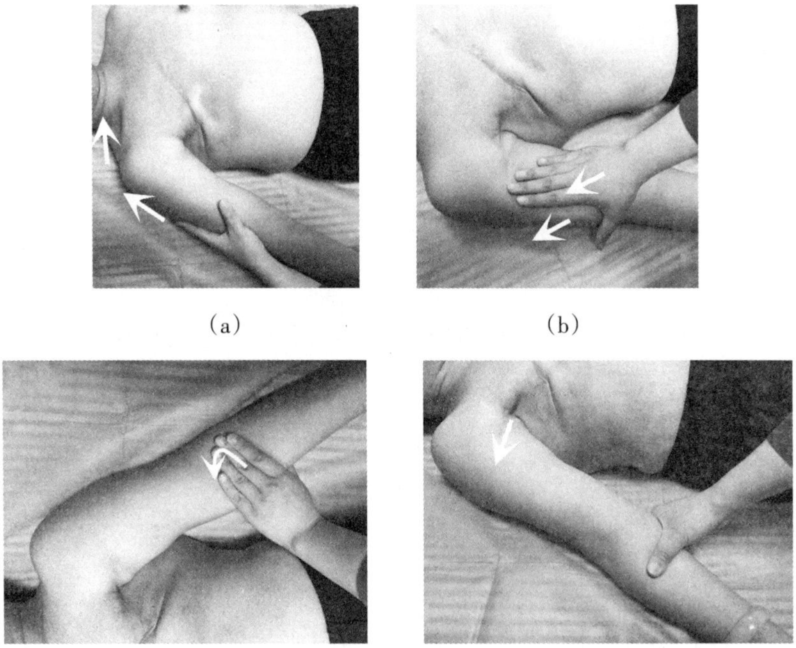

（a）（b）

（c）（d）

图3-4-18

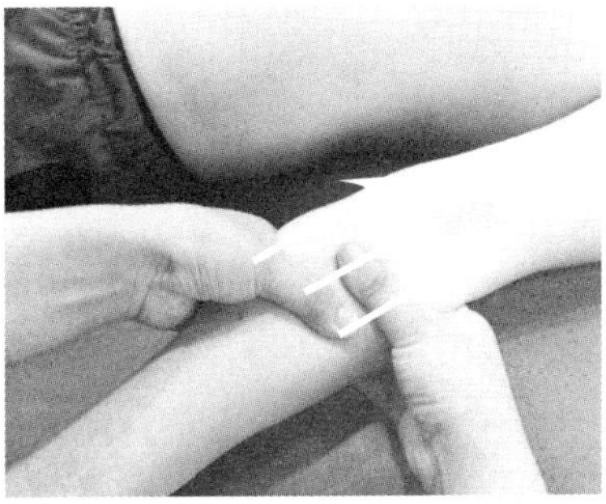

(e)

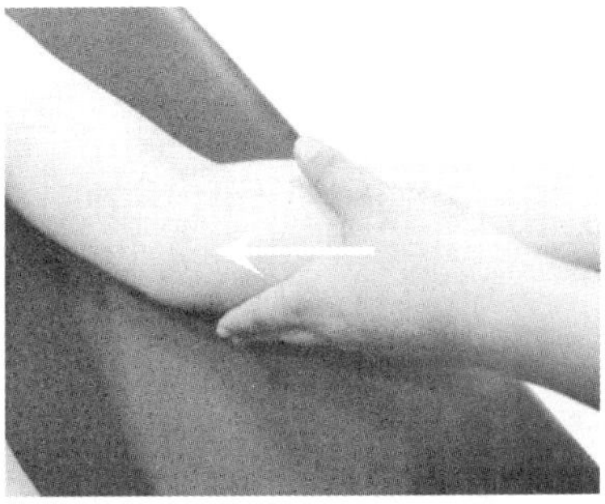

(f)

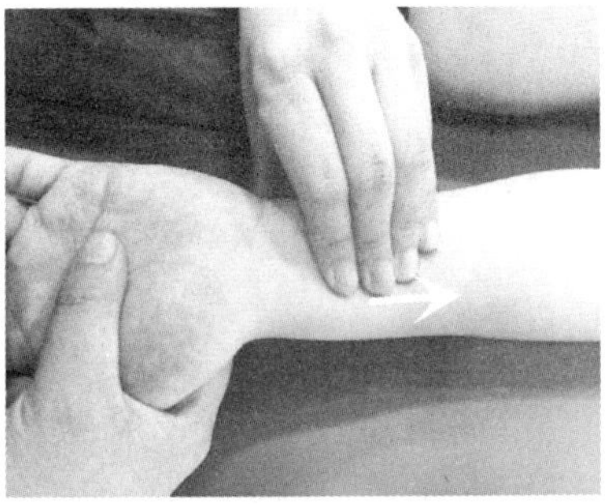

(g)

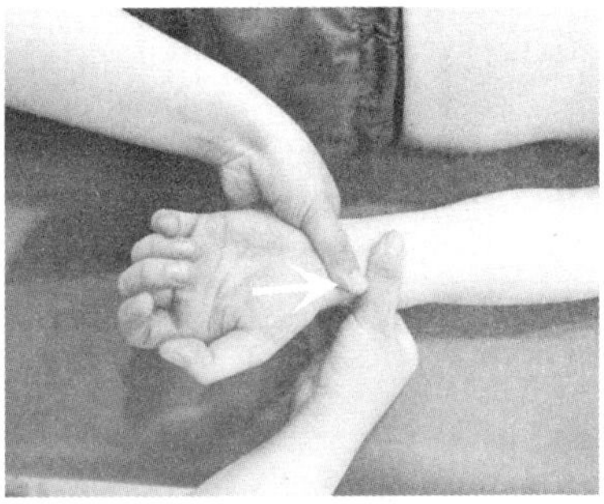

(h)

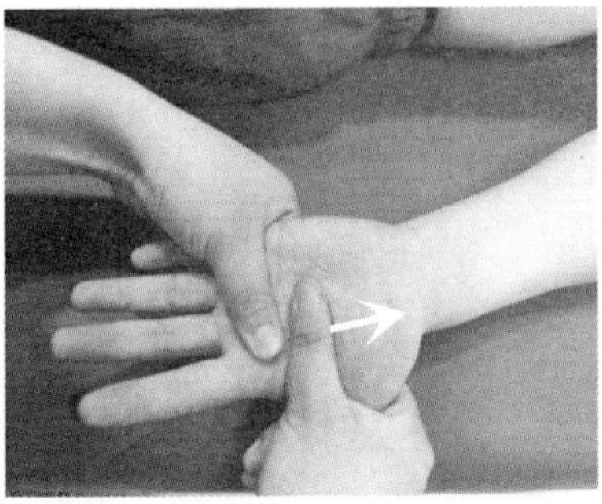

(i)

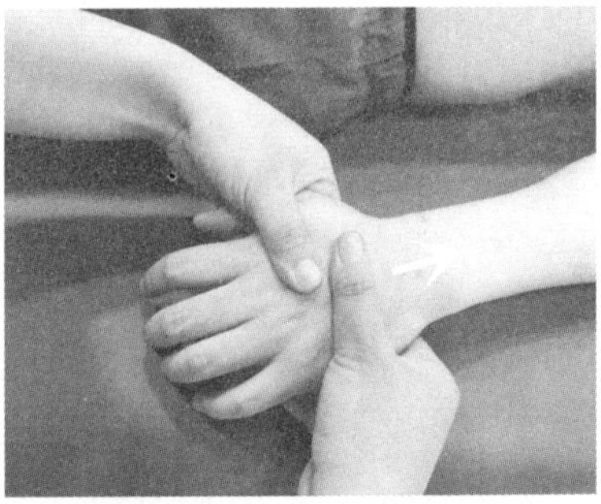

(j)

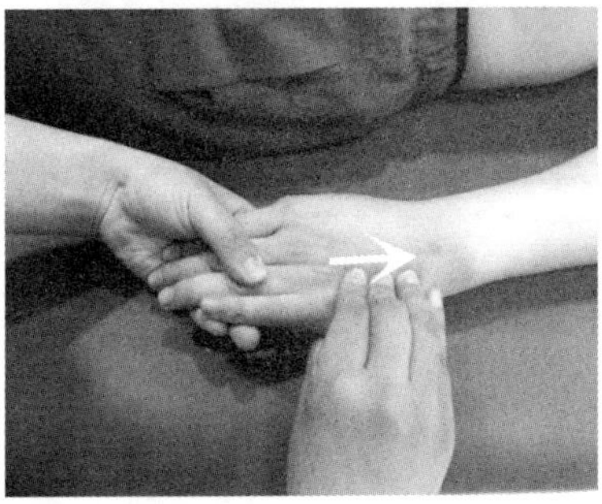

(k)

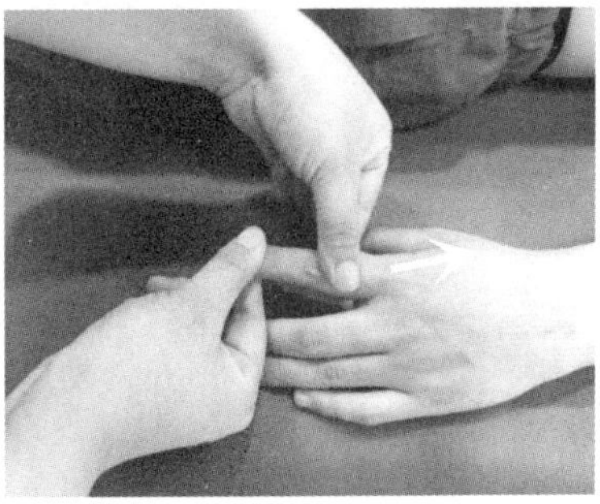

(l)

续图3-4-18

第五部：健侧背部引流治疗（俯卧位）

（1）背侧颈部淋巴引流，同仰卧位颈部引流。

（2）静止旋转手法清空健侧腋淋巴结。

（3）侧翼区域，使用交叉手法引流至腋淋巴结。

（4）双手交叉手法，从脊柱缘沿数条线向腋淋巴结引流，如图3–4–19（a）。

（5）双手拇指画圆从脊柱缘向肩胛骨内侧引流，如图3–4–19（b）。

（6）肩胛骨内侧缘，使用四肢静止圆手法尽可能深地作用于肩胛骨内侧深面，如图3–4–19（c）。

（7）从侧翼区域开始，沿肋间隙使用四肢静止圆手法引流至脊柱缘。

（8）脊柱旁淋巴结激活，如图3–4–19（d）。

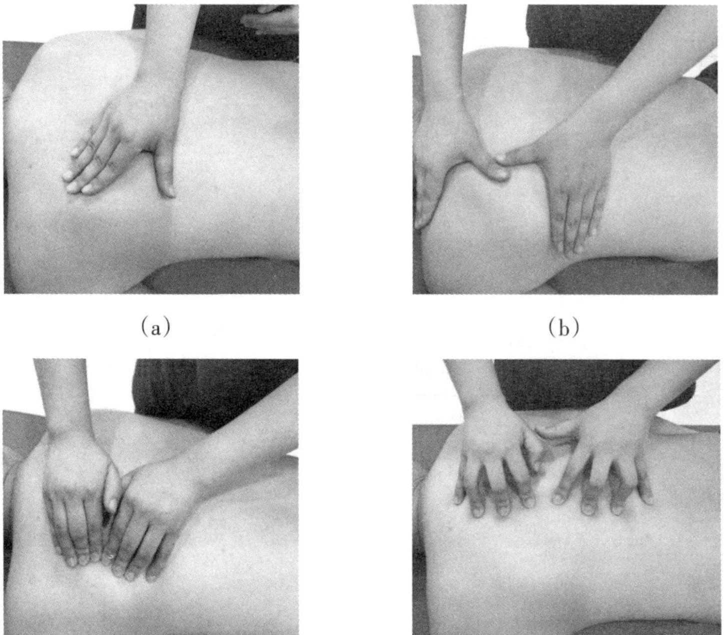

（a）（b）

（c）（d）

图3–4–19

第六步：患侧背部引流治疗

（1）使用旋转或交叉手法，从患侧沿数条线引流至健侧，跨过脊柱缘，如图3–4–20（a）。

（2）从侧翼区域开始，沿肋间隙使用四肢静止圆手法引流越过脊柱，如图3–4–20（b）。

（3）激活患侧脊旁淋巴结。

（4）上臂背侧，用铲形手法引流至锁骨淋巴结。

（5）轻抚。

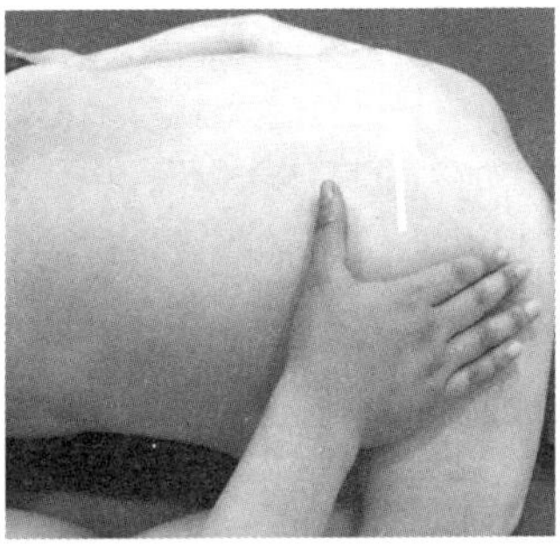

（a）

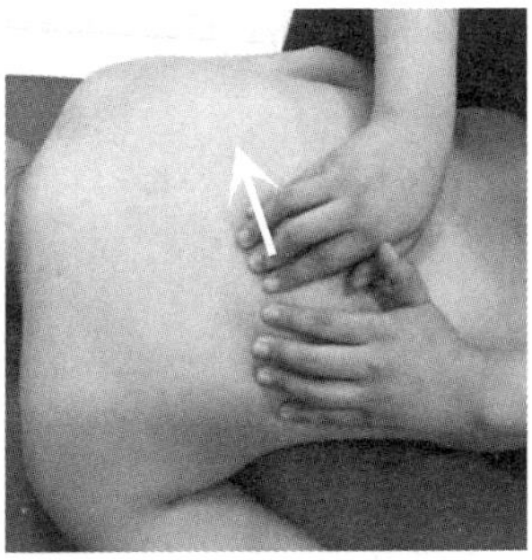

（b）

图3-4-20

淋巴水肿的自我引流

（二）单侧乳腺癌患者淋巴水肿的自我引流手法

患者出院后，为维持治疗效果，可进行居家自我淋巴引流，每日1～2次，自我引流手法与前面所提到的六个基本手法是不同的，为了患者更好的掌握，相比前者更加简化。方法见视频。

（三）双侧乳腺癌术后继发淋巴水肿的手法淋巴引流方法

双侧乳腺癌术后淋巴水肿，颈部和双侧臂部治疗同单侧治疗，其胸部及背部治疗有所不同，胸部的淋巴液需要通过手法引流至腹部，背部淋巴液需要引流至腰部，具体方法如下：

第一步：双侧腹部引流治疗

（1）使用静止圆手法，进行腹股沟淋巴结引流排空。

（2）使用旋转或者交叉手法，沿数条线向腹股沟淋巴结方向，对腹部皮下淋巴区域进行引流，重复3～5次，如图3-4-21。

（3）使用静止圆手法激活肋弓下缘水平，胸部引流区域和腹部引流区域分水岭毛细淋巴管之间的吻合支。

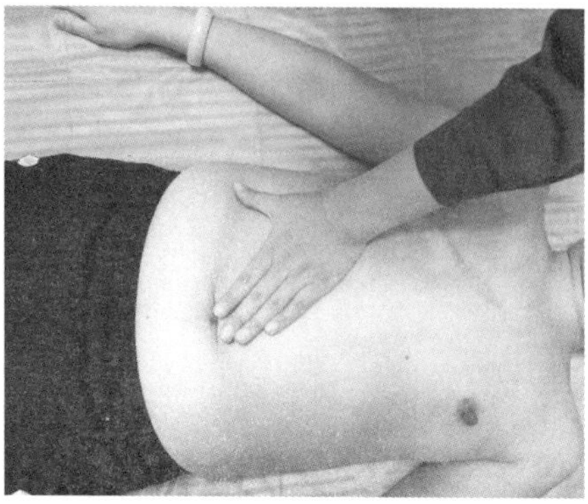

图3-4-21

第二步：胸部引流治疗

（1）使用交叉手法，从胸部上端开始向下引流至腹部，左右两侧分别进行3～5次，如图3-4-22。

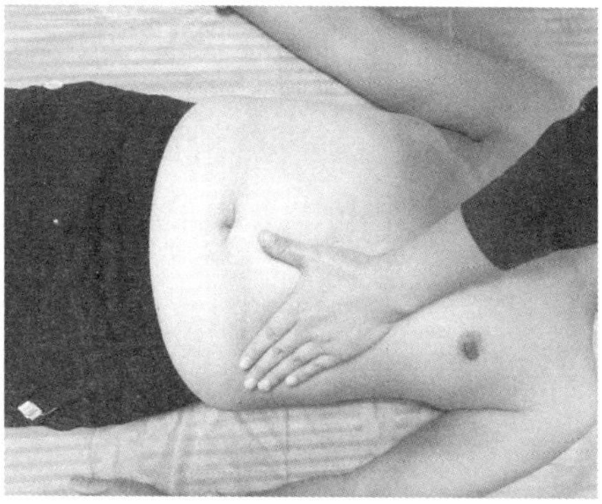

图3-4-22

（2）侧翼区域，使用交叉手法向下引流至腹部，如图3-4-23。

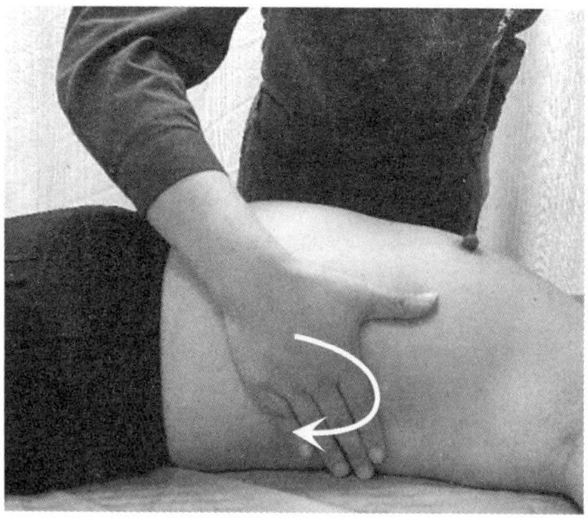

图3-4-23

第三步：腰部引流治疗（图3–4–24）

（1）在髂嵴水平，从脊柱两侧开始向外侧拇指画圆至床面。

（2）靠近床面的皮肤使用四肢静止圆手法，朝向腹股沟方向。

（3）左右腰部，分别沿四条线使用旋转手法，引流至腹股沟。

（4）左右腰部，分别沿三条线使用静止圆手法，引流至腹股沟淋巴结。

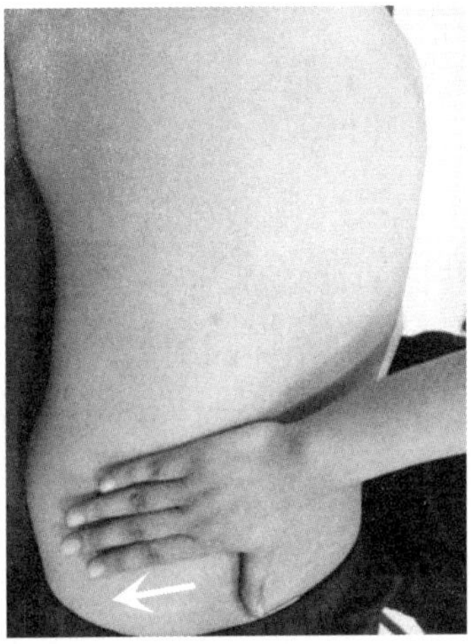

图3–4–24

第四步：背部引流治疗（图3–4–25）

（1）使用交叉手法，从背部上端开始向下引流至腰部，越过分水岭，左右两侧分别进行3～5次。

（2）侧翼区域，使用交叉手法向下引流，越过分水岭。

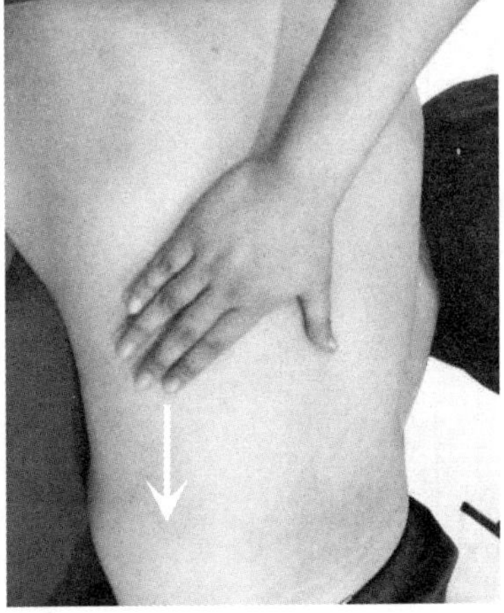

图3–4–25

四、压力治疗

压力治疗指采用特定材质制作的特定尺寸的弹性绷带、弹性手套治疗外周淋巴水肿。压力治疗作为淋巴水肿重要的治疗手段之一，与外科治疗和物理治疗结合，起到显著的协同作用，是目前应用最广的治疗措施。无论将采用何种手术和保守的治疗，压力治疗都是不可或缺的辅助治疗措施，也是淋巴水肿的最基本的治疗。患者和医务工作者都应该对这项常规的治疗有详尽的了解。

压力治疗的基本原理：通常用毫米汞柱计算弹性绷带和弹力手臂套的压力，如果整个肢体使用均匀压力包扎，则肢体远端周径小的部位承受较大的压力，如手腕部和踝部。由此从肢体的远端到近端自动产生梯度压力差，由骨性突出的部位承受的压力最大，而骨性突出周围的部位（如踝周）往往压不到。因此，在这些部位可放置海绵衬垫，以获得均匀的压力。在静止状态下，弹性包扎只对浅表的淋巴管或血管产生压力，肢体活动时，肌肉收缩以对抗绷带的压力，能够增加组织间隙的压力，并对深部的淋巴管和血管产生压力，加速淋巴和血液的充盈和排空。

（一）弹性绷带使用的禁忌证

1. 任何种类的急性感染；
2. 心源性水肿；
3. 恶性病变；
4. 肾功能衰竭；
5. 急性深静脉栓塞；
6. 动脉疾病。

（二）需特别注意者

1. 高血压；
2. 卒中；
3. 糖尿病；
4. 支气管哮喘。

（三）弹性绷带的作用原理

1.减少毛细血管渗出压（毛细血管静水压）。

2.增加和加速静脉和淋巴管的回流，减少静脉血和淋巴液的反流。

3.增加静脉泵的功能。

4.促进回心血量。

5.巩固手法淋巴引流的治疗效果。

6.增加淋巴液回流吸收的面积。

7.减低纤维化，软化组织，缩小患肢体积。

（四）弹性绷带介绍

淋巴水肿治疗使用由低弹性纤维和橡胶纤维制成的低延展性绷带，或称低弹性绷带，它的优点是在肢体运动和休息时都能持续地产生治疗所需的压力，即工作压和静息压。

工作压：运动时肌肉扩张和收缩（肌肉泵），绷带对抗肌肉扩张并将力作用于深部组织（如血管和淋巴系统）的间歇性压力。

静息压：休息时，肌肉放松，绷带的回复力作用于组织产生的持久性压力。

（五）高弹性绷带和低弹性绷带的比较

高弹性绷带（高延展性绷带）可拉伸长度大于100%，对深部的静脉和淋巴系统不起作用：在行走或运动时，高延展度绷带会扩张，削弱了将肌肉泵工作时产生的力反作用于深部组织的这一作用；在休息时，高延展度绷带会对组织产生持久压力，长时间使用会影响肢体血供，较不安全，一般不建议过夜使用。

低弹性绷带（低延展性绷带）可拉伸长度小于100%，对深部静脉和淋巴回流起作用：在行走或运动时，低延展度绷带变形较小，可将肌肉泵工作时对绷带产生的力反射到深部组织，从而促进深静脉系统和深部淋巴系统的引流作用；在休息时，低延展性绷带对组织的静息压低，长时间使用不会影响肢体血供，安全性高。

因此，低弹性绷带（低延展性绷带）是治疗肢体淋巴水肿的最佳材料。

表3-4-1　高弹性绷带和低弹性绷带的比较

	低弹性绷带	高弹性绷带
弹性	低	高
工作压	高	低
静息压	低	高
血供	不影响	影响
安全性	高	低

治疗淋巴水肿时为保证肢体得到最合适的压力，除使用低弹性绷带外，还会使用其他配套材料，形成多层低弹力绷带系统，给肢体提供足够的压力，以治疗淋巴水肿。同时，不引起组织损伤、过敏或感觉改变，不影响患者肢体活动。选择配套包扎材料的三个基本原则如下：

一是能保护皮肤和组织，从而避免摩擦、组织坏死或皮肤状况恶化。

二是应用压力绷带前，全面均衡绷带压力，从而校正肢体变形。

三是能为组织提供适当的支持，减少从远端至近端的压力梯度。

（六）多层低弹力绷带包扎系统

指管状绷带内衬、指部绷带、衬垫材料及低弹力绷带结合包扎。

1.管状绷带

手法淋巴引流结束后，可使用棉质或棉-粘纤维质管状绷带包扎皮肤。这可保护皮肤并吸收汗水和多余的水分。绷带的长度应足够长，以来回绕手部或脚部（防止磨损），以及腹股沟或腋部（防止敏感皮肤擦伤），如图3-4-26。

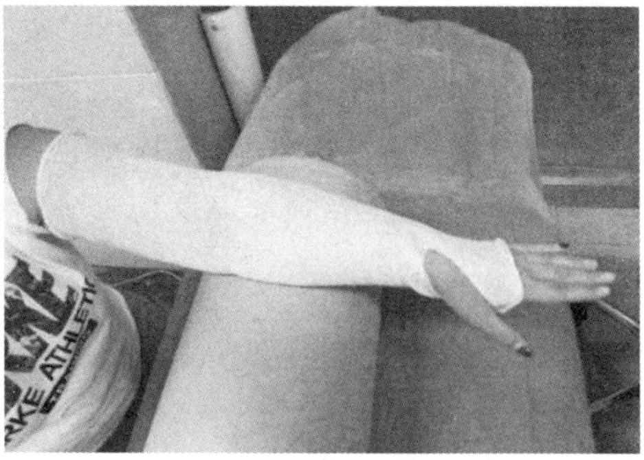

图3-4-26

2.指部绷带

为了减少或防止手指或脚趾的肿胀，使用宽4～5 cm的网状弹性绷带包扎手指或脚趾。应沿每个指头的长度缠绕数层，始于关节远端，止于关节近端，如图3-4-27。

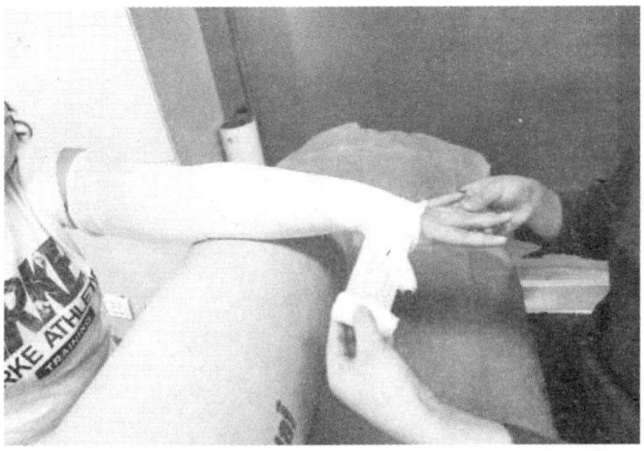

图3-4-27

3.衬垫材料

保护皮肤和组织降低压力性损伤或加强局部压力，防止发炎和摩擦。主要用在如手背、腕关节，胫骨前-肌腱和踝关节等骨突部位，分解压力。常用衬垫多为聚酯，泡沫衬垫包括：

低到中等密度的泡沫片：可切成各种形状以填补间隙或保护特定区域；较大的泡沫片可用来包裹肢体，如图3-4-28。

高密度泡沫橡胶垫：用于加强局部压力或软化纤维化组织，如手背、踝关节、大鱼肌的区域特别容易水肿，成形泡沫的衬垫有助于关节部位的重塑，如图3-4-29。

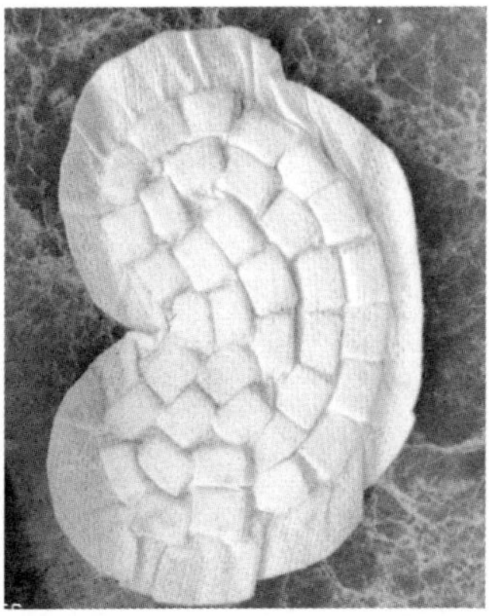

图3-4-28

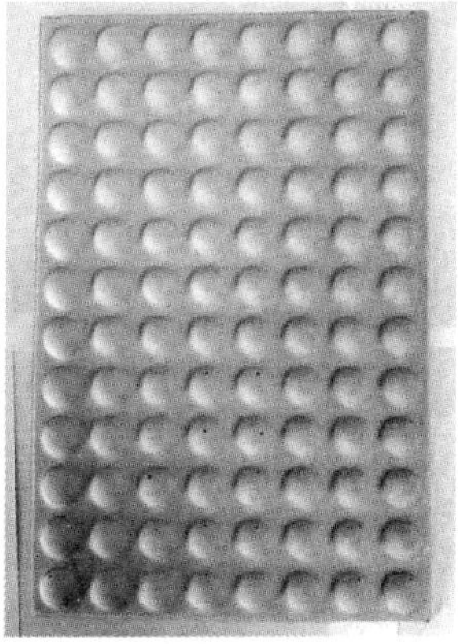

图3-4-29

4.用于压力绷带治疗的材料

包括棉质管装绷带、海绵衬垫、低弹性的压力绷带。这些材料分为不同型号，分别用于手背、小臂、大臂、腿部等部位。通常这些材料成套包装，为方便使用，按照上肢和下肢包扎的不同需求，配有针对上肢和下肢的淋巴水肿压力治疗套装配置，如图3-4-30。

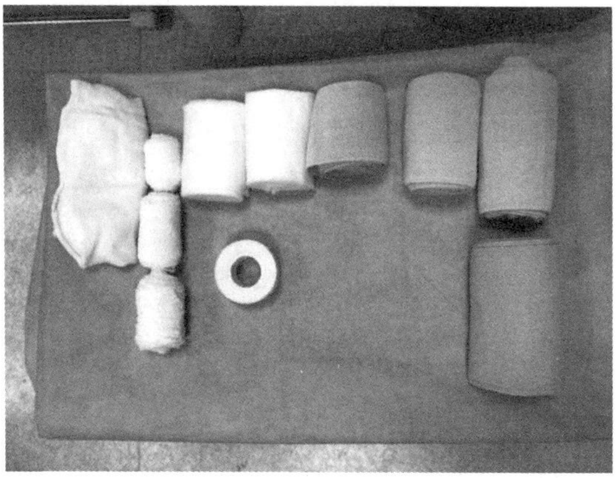

图3-4-30

使用期限和注意点：压力绷带有使用期限，不要随意撕扯弹性绷带，为延长使用期，建议用中性肥皂清洗。避免在阳光下暴晒。

压力绷带的应用：最常用于四肢淋巴水肿的治疗期和治疗后的维持期，规范的包扎才能取得好的治疗效果。规范的包扎，根据部位不同而选择相应的材料，例如，包扎手指和足趾时的网状绷带，以及包扎手掌和足背时使用的低弹性绷带与包扎上肢和下肢的尺寸都不相同。规范的包扎还应注意每种材料使用时的顺序，还要注意的是，包扎时对肢体产生的压力的大小，一般来说肢体远心端的包扎产生的压力较近心端大，由此形成压力梯度。

（七）绷带包扎方法

1.治疗师包扎方法（图3-4-31）

（1）使用管状绷带包扎患肢。

（2）用弹性固位绷带包扎手指。

（3）使用棉质管状绷带包扎上肢。

（4）使用压力绷带包扎手部和前臂。

（5）压力绷带包扎整个上肢，注意在肘处使用交叉包扎。

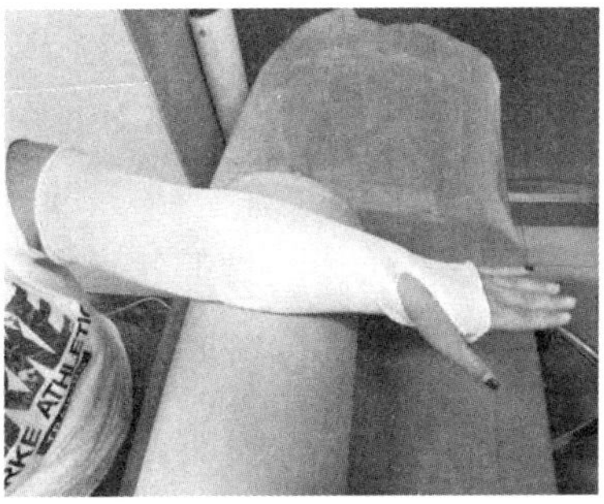

(a)

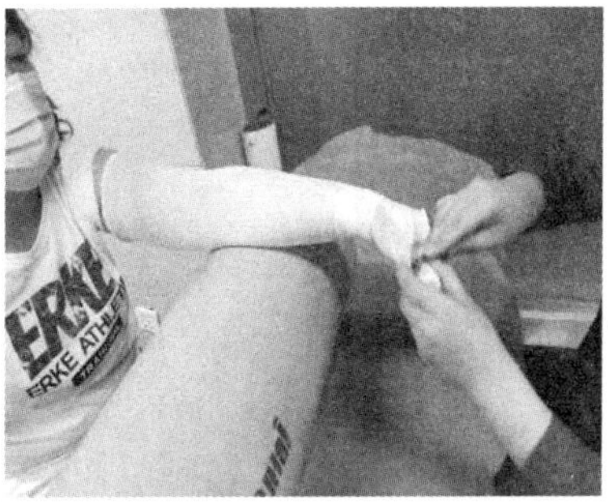

(b)

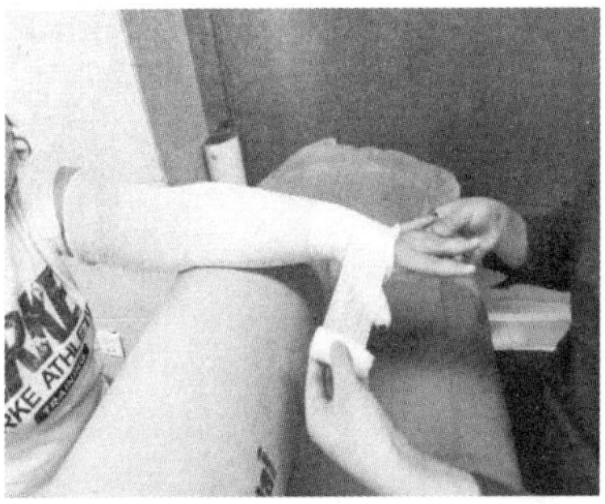

(c)

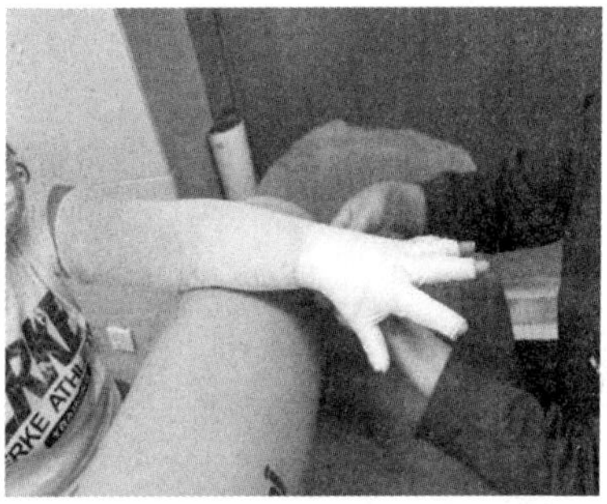

(d)

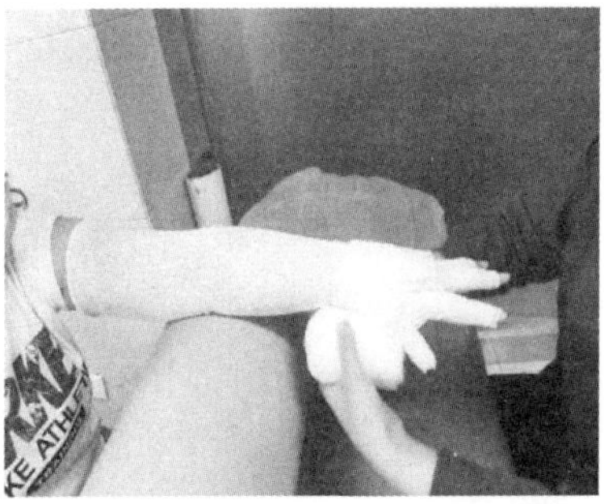

(e)

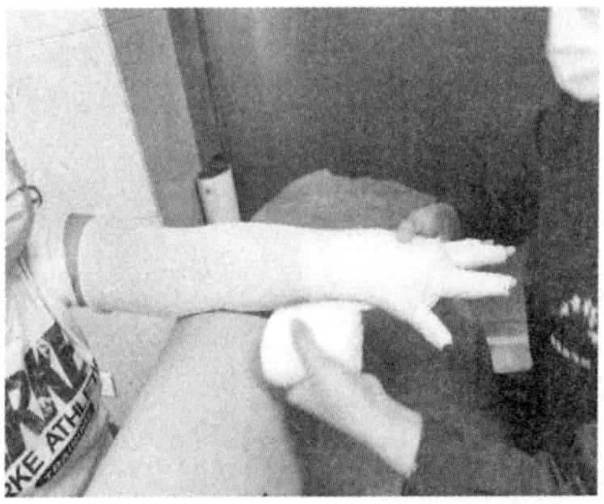

(f)

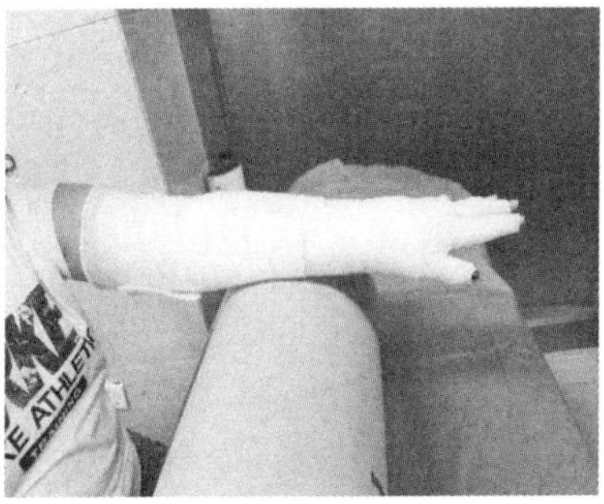

(g)

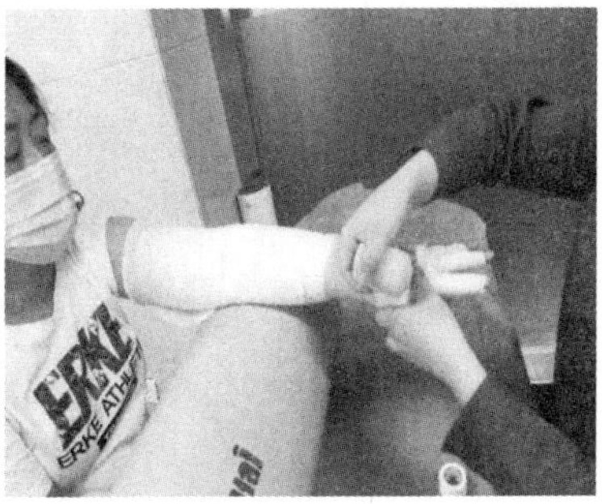

(h)

图3-4-31

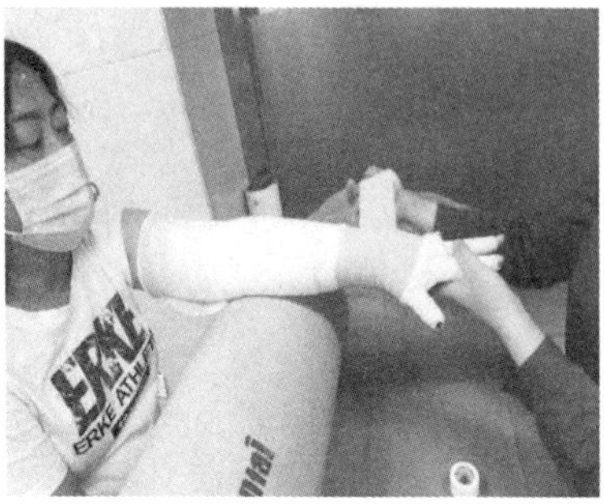

(i)

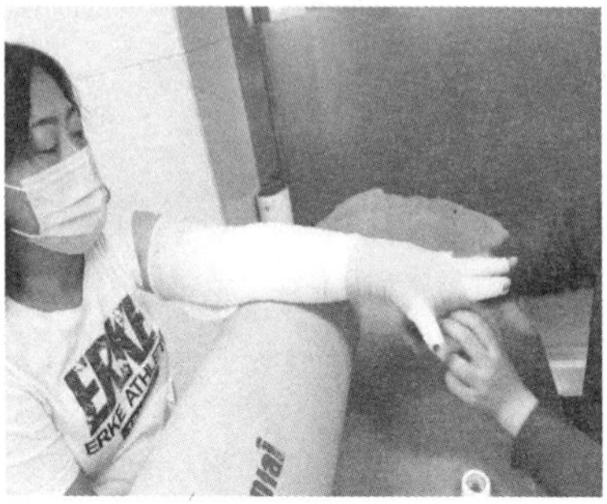

(j)

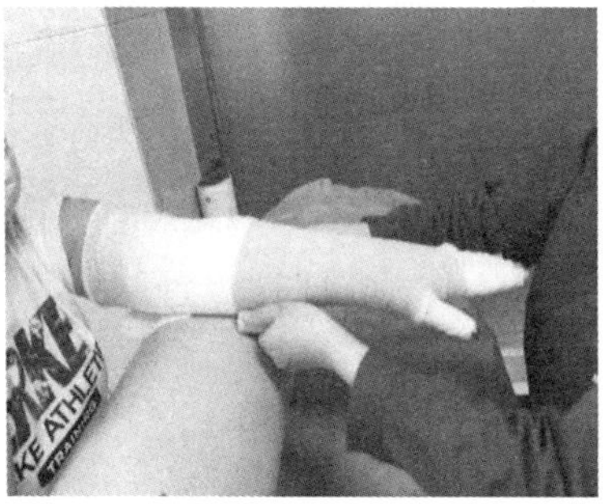

(k)

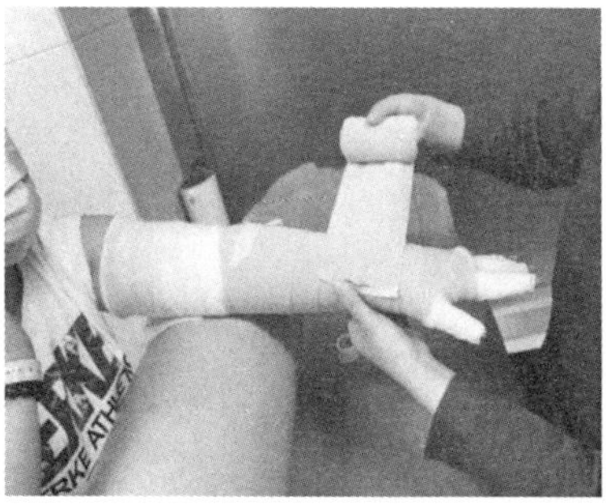

(l)

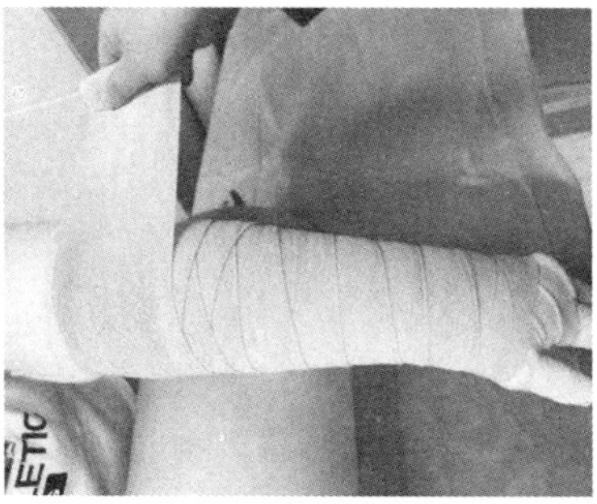

(m)

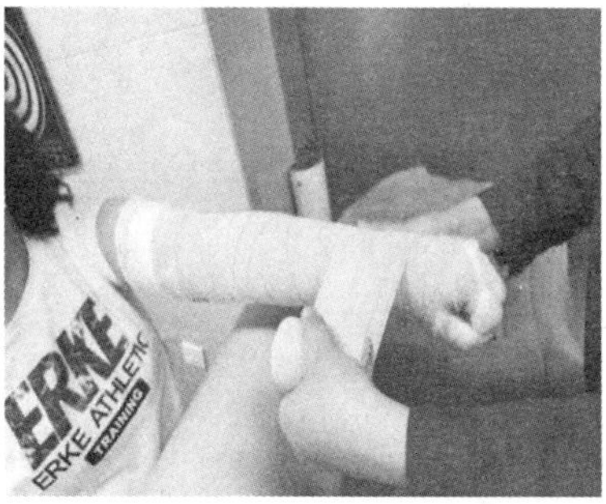

(n)

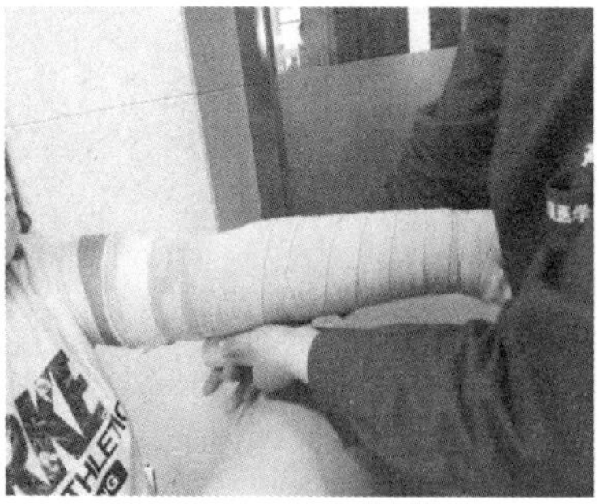

(o)

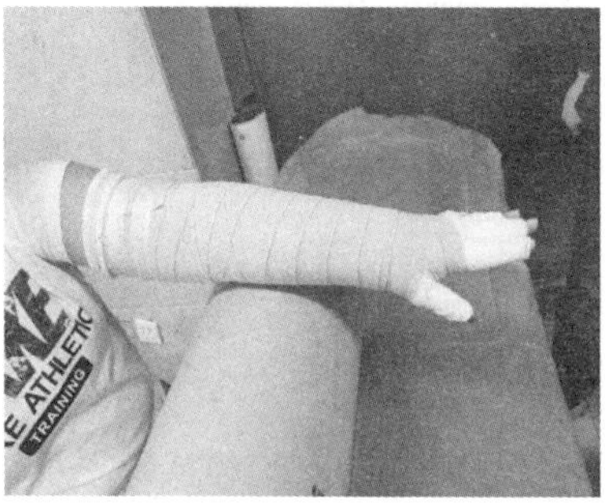

(p)

续图3-4-31

2.自行包扎法

从最初的治疗开始，治疗师就应该告知患者弹性绷带的使用程序和操作技巧，以便患者回家后自己能够操作。患者应先将绷带材料按使用先后顺序放在桌上，剪好小段的粘贴胶布，每一卷绷带包扎完立即用粘贴胶布固定，防止包扎好的绷带滑下。包扎上肢因为只有一只手可以操作，应坐在桌旁进行包扎。

（八）压力套

压力套是肢体淋巴水肿预防和治疗的重要手段之一。尤其是针对Ⅰ期的淋巴水肿（水肿可自行消退的Ⅰ期水肿），压力手套是主要的治疗措施。即使是中晚期的水肿，在经过手法引流综合治疗，患肢的体积显著缩小后，压力手套就是后续治疗和巩固治疗效果的必要措施，甚至是终身采用的措施。

1.压力套（循序减压驱动带）

治疗淋巴水肿的原理：医疗压力套治疗下肢（或上肢）淋巴水肿的原理很简单，因为医疗压力带是循序减压式设计，在脚踝（或手腕）部位设计的压力等级值为100%，顺着腿部（或手臂）向上逐渐递减，在小腿肚（或前臂）减到最大压力值的50%～80%，在大腿处（或上臂）减到最大压力值的30%～0%（如图3-4-32）。这种独特的、有规律的外部压力递减变化设计有效地使得血液保持脉动和循环的同时，使淋巴液不淤积在下肢（或手臂），回流到静脉系统，从而消除淋巴水肿。

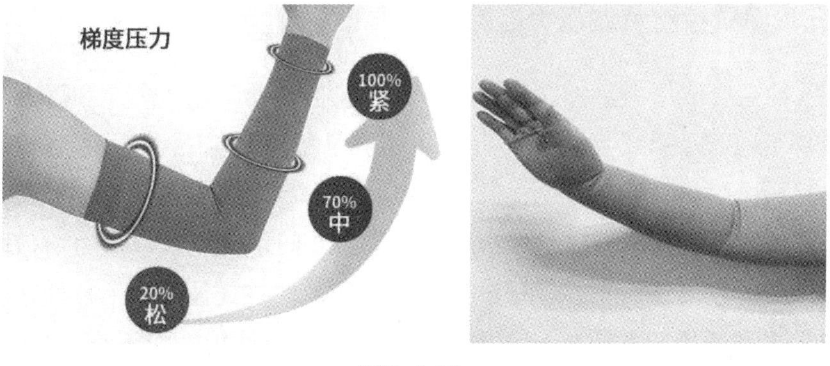

图3-4-32

2.压力套的压力级别

压力套的压力级别分为4个级别，分别为1级：18～21 mmHg；2级：23～

33 mmHg；3 级：24～40 mmHg；4 级：>40 mmHg。一般来说，2级压力适合治疗静脉性水肿，3级压力适合淋巴水肿肢体，晚期的淋巴水肿肢体可选用4级压力的弹力套。

3.选择弹力套的测量点

上肢周径测量：掌横纹，腕横纹，前臂最粗处，上臂最粗处，如图3-4-33。

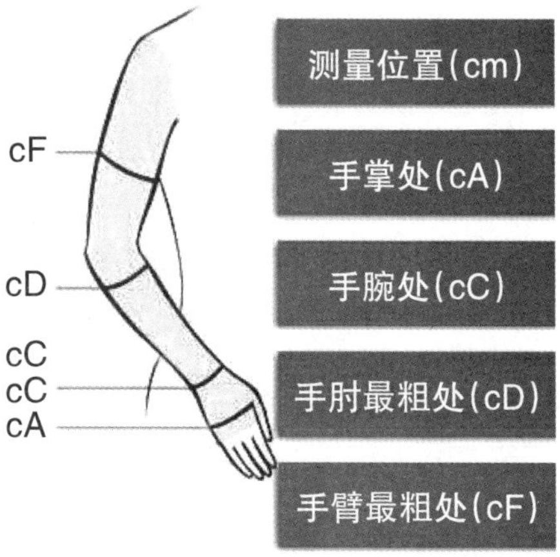

图3-4-33

4.压力套的穿着和保养方法

压力套在穿着时最好使用橡皮手套。不能干洗，温水洗，水温低于40 ℃ 。使用中性洗涤剂或中性肥皂，不可用洗衣粉、柔顺剂。空气流通处晾干，不可暴晒，不可烘干。避免硬物损坏，不要剪去或牵拉突出的线头。

（九）间歇性空气波压力治疗

间歇性空气波压力治疗应用较广，仪器包括电动空气压力泵和可充气的套筒两个部分（图3-4-34）。套筒可以做间歇性的充气和排气，一个循环需时30～130分钟。套筒一般有多个腔（3～10），工作时逐个充气后沿患肢的长轴向肢体根部起按压作用（图 3-4-35）。一般认为，间歇性空气波压力治疗能够减少毛细血管的渗出，而不是促进淋巴回流。间歇性空气波压力治疗的适应证尚未明确，或许适用于非阻塞性水肿，如活动受限和静脉功能不全引起的水肿、淋巴静脉性水肿、低蛋白水肿。对于因淋巴结和淋巴管损伤引起的阻塞性淋巴水肿使用手法淋巴引流综合治疗更合适，因为间歇性空气波压力治疗会将肢体的水肿液挤向腋淋巴结或腹股沟区。

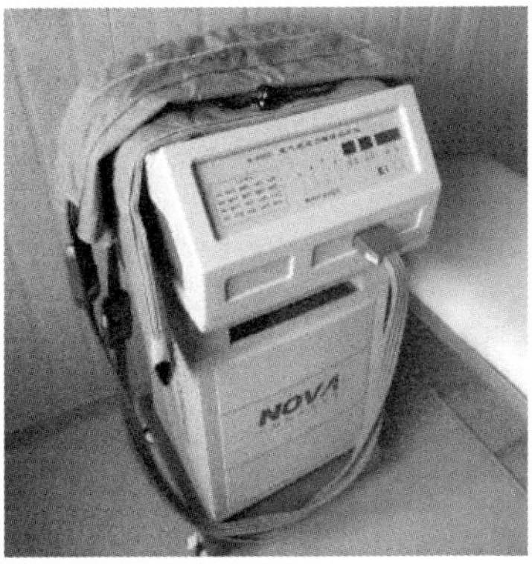

图3-4-34

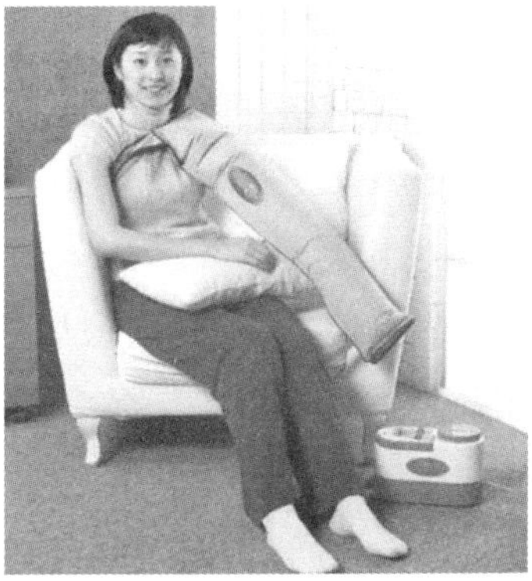

图3-4-35

间歇性空气波压力治疗禁忌证：

（1）未经治疗的非凹陷性淋巴水肿；

（2）深静脉栓塞已知或怀疑病例；

（3）肺栓塞；

（4）栓塞性静脉炎；

（5）急性皮肤蜂窝织炎和淋巴管炎；

（6）肺水肿；

（7）严重心力衰竭；

（8）缺血性脉管病；

（9）活动性转移性病变引起的水肿；

（10）肢体根部和躯干的水肿。

四、功能锻炼

功能锻炼是淋巴水肿综合治疗中重要的一部分。在生理状况下，淋巴管主要以自主收缩输送淋巴液，肌肉收缩、呼吸运动以及动脉的波动都有助于淋巴液的输送。在病理状态下，淋巴管被切断循环通路受阻或者淋巴管收缩功能不佳，淋巴液在管腔内滞留，引起淋巴管扩张。虽然，此时扩张的淋巴管的收缩频率会增加以增加淋巴液的输送，但是此时单靠淋巴管自身的收缩，不足以完成受损淋巴系统的功能。因此，在没有治疗的情况下不主张患者做剧烈的体育锻炼，例如快速奔跑、打篮球、踢足球、长途旅行、爬山，只有在采用规范的弹性绷带包扎的情况下可以做适当的锻炼。采用弹性绷带包扎患肢，一方面是防止水分在组织间再次聚集，另一方面是对患肢的软组织产生一定的压力，协助淋巴管完成输送功能。在肢体运动的状态下，弹性绷带所产生的作用会更加有效。所以，应该将功能锻炼作为综合治疗中的重要环节来实施。

淋巴水肿患肢的功能锻炼并没有统一的规则和方式，原则上先做较轻的活动，逐渐增加活动量，可以在床上进行，也可以在站立时操练。例如，行走、做操、不剧烈的舞蹈都可列为锻炼的项目。

上肢淋巴水肿消肿治疗的功能锻炼可以在日常生活和工作的间隙开展，但是必须在穿戴压力套或使用压力绷带的情况下锻炼。如果不采用任何防护措施，锻炼后患肢的水肿可能加重。

1.热身，活动大关节，20～30次，中等速度。

2.活动肩部和肩胛部，增加肌肉活动，以促进淋巴液向颈静脉的回流。

3.消肿锻炼：患侧上肢和对侧下肢同时活动屈曲或伸展活动。

4.伸拉锻炼：上肢上举摸头部，以伸拉胸肌和斜方肌。

5.呼吸锻炼：做扩胸呼吸，将健侧手掌贴胸骨，以感觉胸部运动。

6.唱歌是最好的呼吸锻炼。

7.上肢抗阻训练：抗阻运动能显著改善患者的肌肉力量和躯体功能，加快人体的血液和淋巴循环，缓解身体的疲乏感，同时运动能够使患者心情愉悦。

淋巴水肿的预防和康复锻炼操

视频中是一套淋巴水肿的预防和康复锻炼操，患者可以在伤口愈合后开始锻炼。它可以降低乳腺癌术后发生淋巴水肿的风险，对于已经发生上肢淋巴水肿的患者，压力治疗配合这段康复锻炼操可以使上肢淋巴水肿得到更有效的治疗。

五、其他治疗

（一）肌内效贴

对于乳腺癌的病人来说，淋巴引流手法是一种十分有效的可以解决上肢肢体肿胀的技术。而肌内效贴作为一种辅助手段是淋巴引流手法的一种良好的延续和巩固的方式。通过贴布的贴扎，增加皮肤和皮下组织的间隙，让原本被压得“干瘪”的淋巴管和淋巴结重新得到充分的空间，发挥它们最大的作用。

在乳腺癌的病人中，我们主要运用的技术就是爪型贴法，如图3-4-36所示，这种贴法可以有效地把淋巴液汇集到“锚点”，产生对淋巴液的引流作用。可以通过内效贴的交叉来加强引流的效果，如图3-4-37示。包绕住肿胀的部位，把“锚点”固定在几个大的淋巴结上，或者是靠近淋巴结的位置。对于乳腺癌术后的患者来说，我们的目的就是把组织中的淋巴液往锁骨周围淋巴结的方向引导，起到巩固淋巴引流手法的效果。

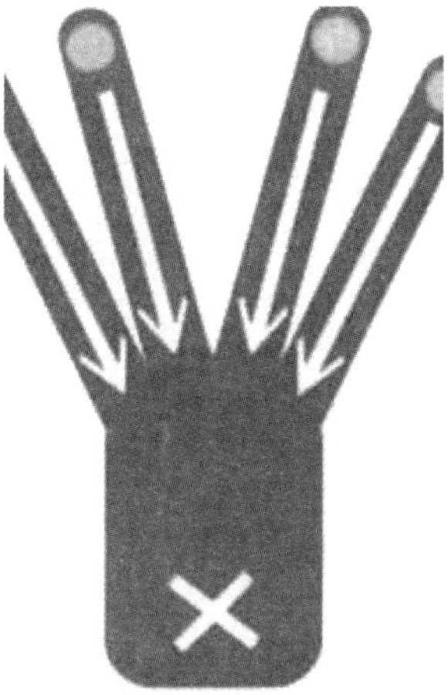

图3-4-36

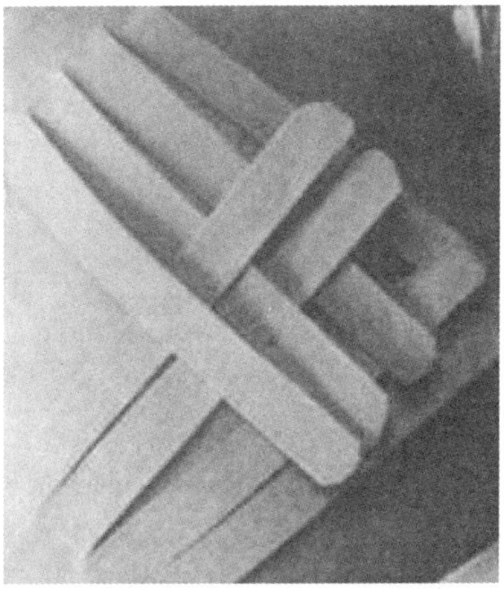

图3-4-37

上臂外侧的贴扎，锚点是在锁骨上窝上，见图3-4-37。首先，我们需要简单地度量一下锁骨上窝到肘关节的距离，裁剪成四条爪型的形状。在锁骨上窝上固定锚点，随后在上臂的内收位肘关节的屈曲位以35%的拉力贴扎靠外侧的两条内效贴，在肩关节外展后身以及肘关节伸直的位置下，同样以35%的拉力贴扎靠近内侧的两条内效贴（为了让皮肤在最大牵拉的位置上进行贴扎）。

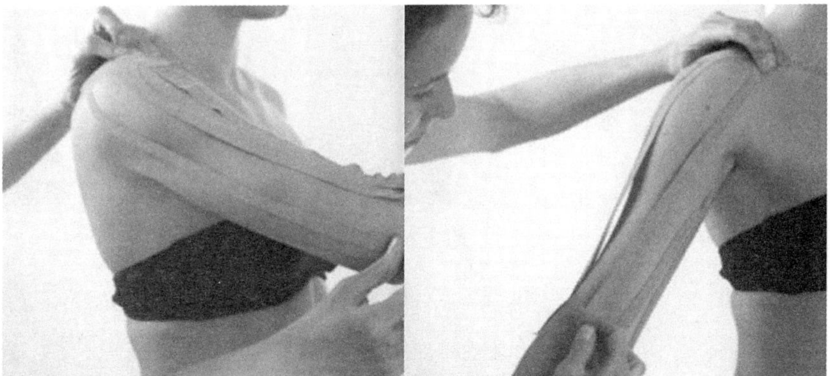

图3-4-38

而对于上臂的内侧，如图3-4-39，同样选取锁骨上窝作为锚点，上肢取后伸外展位，肘关节伸展，以35%的拉力固定四条内效贴。

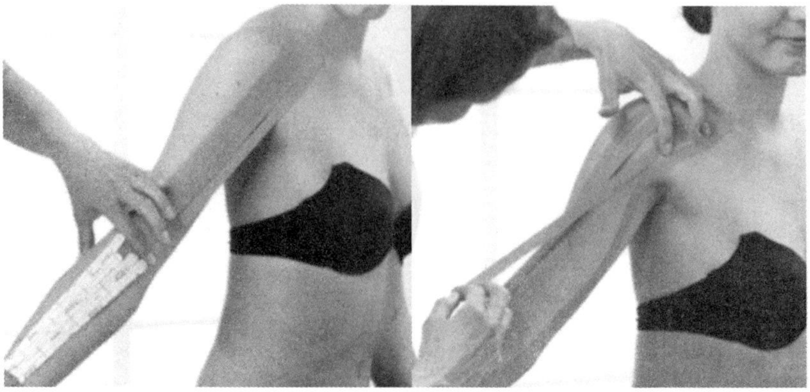

图3-4-39

对于前臂的贴扎，如图3-4-40，锚点一般固定在肘关节的内侧。首先简单地量一下前臂到腕关节的长度，对于前臂背侧的贴扎，锚点固定在肱骨的外上髁上，手腕处于最大程度的屈曲位，以35%的拉力拉长内效贴。对于前臂腹侧的贴扎，锚点固定在肱骨内上髁，手腕处于最大程度的背伸位，同样以35%的拉力进行拉长，随后进行贴扎。

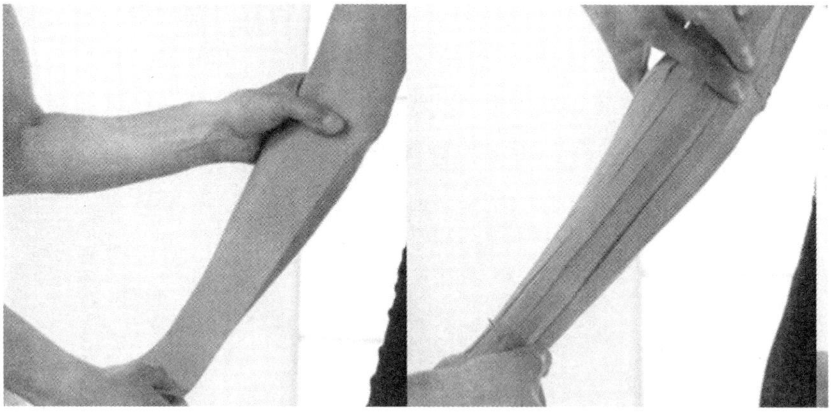

图3-4-40

手部的肿胀主要出现在手的背侧，对于手部的贴扎，如图3-4-41。首先要准确地度量出腕关节四指末端的距离，然后以腕横纹远端为锚点，腕关节和掌指关节、指间关节都处于最大程度的屈曲位，然后将肌内效贴以35%的拉力拉开，分别固定到四个手指上进行贴扎。而对于大拇指来说，则需要另外剪一条宽度和其他四条条带相同的贴布，度量腕横纹远端到拇指末端的距离，同样以35%的拉力进行贴扎。

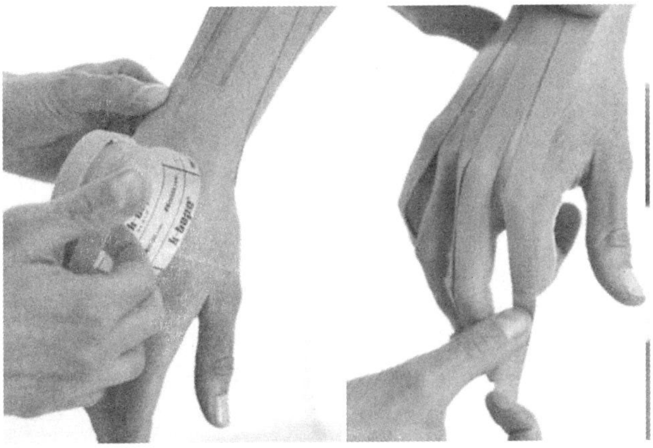

图3-4-41

另一种比较特殊的贴扎方法，如图3-4-42，是针对乳腺癌淋巴水肿的一种特有的病征，即Stemmer征，手部的Stemmer征指的是手指背面近指骨端皮肤褶皱尺寸大于3 mm。由于组织的肿胀和纤维化，需要较大的压力来给予治疗。

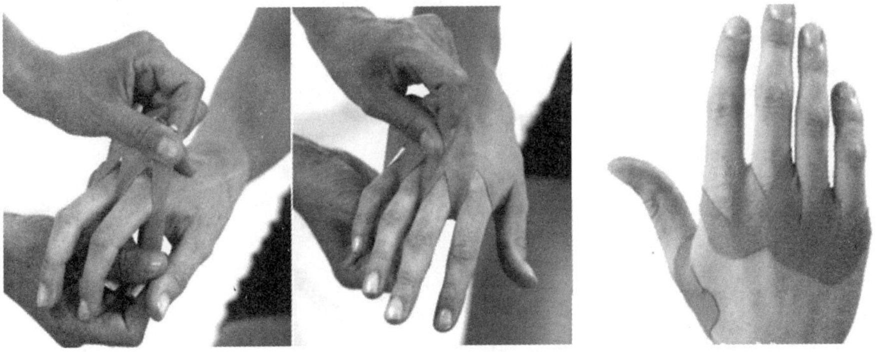

图3-4-42

（二）淋巴引流仪

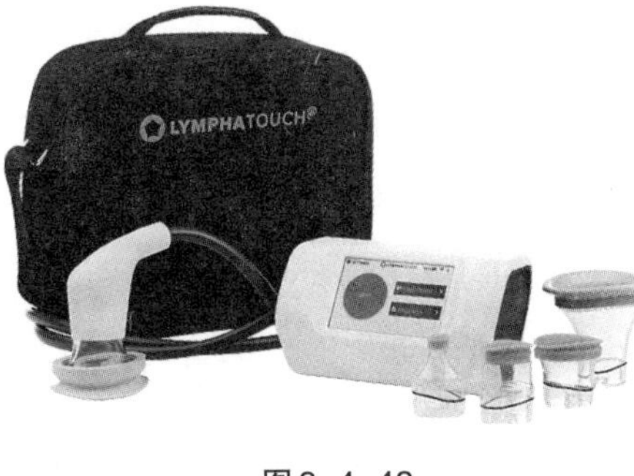

图3-4-43

负压淋巴回流治疗系统（气动肢体循环促进装置）是国内外对于治疗各类水肿最先进的设备，如图3-4-43，主要是在物理治疗中和皮肤护理中采用负压和加压包扎的方式，为肿瘤术后的水肿以及其他病理和创伤发生的水肿进行消肿，从而促进淋巴回流，改善水肿的状态，为每一位患者制订个性化治疗方案。

气动肢体循环促进装置利用负压抽吸这一物理原理，创造性地将手法淋巴引流技术巧妙地呈现出来。它可以减少水肿，适用于术后和创伤后的水肿、疼痛和结缔组织粘连、蛋白质纤维化的治疗。利用负压抽吸原理，通过对治疗区域的负压值、脉冲时间和振动进行精确设定来达到不同的治疗目的。它还可以通过负压抽吸牵拉皮肤，从而拉动与毛细淋巴管和皮肤相连的锚丝，扩大毛细淋巴管的内皮细胞间隙，促进组织液进入毛细淋巴管，并通过前集合淋巴管和集合淋巴管进一步回流。

仪器系统中设有乳腺癌术后上肢淋巴水肿及其余继发性和原发性淋巴水肿疾病的治疗处方，治疗师根据指导顺序选择合适的治疗方法进行引流。主要使用的方法为抽吸法和滑动法，如图3-4-44。

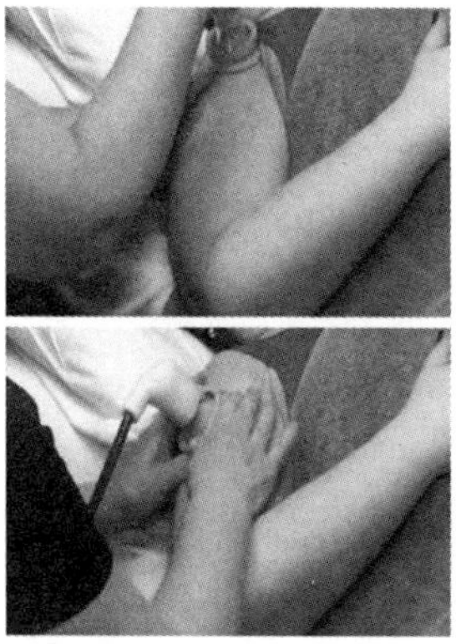

滑动法

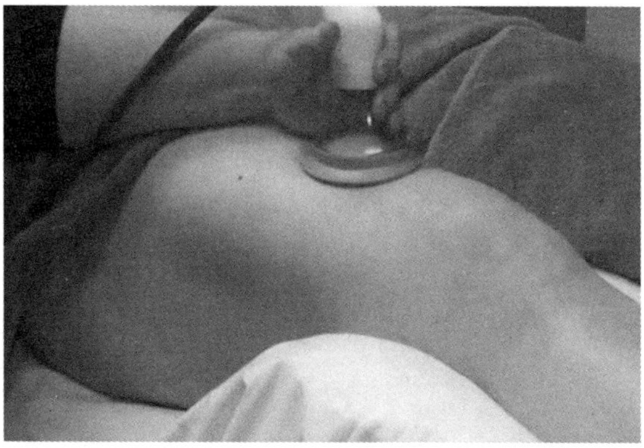

抽吸法

图3-4-44

（三）物理因子治疗

乳腺癌术后的物理因子治疗应用主要体现在对于淋巴水肿的预防和治疗方面，研究表明间断气泵压力循环治疗、低能量激光治疗、毫米波穴位治疗、电脑低频治疗、中频治疗、冲击波治疗等配合综合消肿治疗使用，对于乳腺癌术后淋巴水肿有一定的疗效。

（四）药物治疗

1.利尿剂

利尿剂的作用机制与淋巴水肿形成的机制相悖，可在综合治疗开始前或早期，并伴有其他病变或并发症时短暂使用，但是不主张长期使用。因为利尿剂消除周围淋巴水肿的作用很有限，反而可能引起体内电解质的紊乱。

2.抗菌类药物

抗生素类药物用于治疗淋巴水肿引起的急性炎症（蜂窝织炎、淋巴管炎）。典型的感染症状包括红、痛、高热，较少见的感染性休克。较轻的皮肤红而没有全身症状时不一定是细菌感染。如果已经接受正规的综合物理治疗患肢，仍然反复发生感染，应给予预防性青霉素或广谱抗生素治疗。

3.消脱止

消脱止又称草木樨流浸液片，适应证广泛，包括创伤、外科手术等引起的软组织损伤肿胀、静脉炎、静脉曲张。对淋巴水肿的治疗作用目前还没有确实有说服力的报道，需要有独立的、可重复性的研究来说明。

4.迈之灵

国内近年引进，应用主要为血管外科用药。药理作用包括降低毛细血管通透性，增加静脉回流，减轻静脉瘀血症状，增加血管弹性，增加血管张力。主要用于治疗慢性静脉功能不全，各种原因所致的软组织肿胀、静脉性水肿。对单纯的淋巴水肿效果不显著，对静脉功能障碍引发的静脉淋巴混合型水肿的治疗可能有辅助作用。

5.复方中药

严格意义上说，淋巴水肿不是一个疾病的名称，而是一组复杂的病理改变，包括组织间隙的水肿、大分子滞留、慢性炎症、组织纤维化和脂肪沉积等。因此，治疗淋巴水肿依赖单功能或单项作用的药物疗效非常有限。传统中药采用数味药组方，具有君臣佐使的协同作用，对治疗淋巴水肿这类病理改变复杂的疾病的疗效更优。

第五节　淋巴水肿的手术治疗

淋巴水肿没有绝对的手术指征，即使手术使得肢体水肿恢复到水肿I期，淋巴循环也不可能完全达到正常，患者还是要长期使用弹性绷带。因此，实施外科术的理由是：减少患肢的重量，可以正常穿衣物，减少感染，防止恶性病变以及改善外形。淋巴水肿的手术治疗大致有以下几类。

一、病变组织剥离游离皮片回植手术

由Charles医生在1913年创建，是过去应用最广的手术。手术切除深筋膜浅层的纤维化组织和增生的脂肪以及深筋膜，从切除的病变组织取断层皮片覆盖手术区。手术针对的是病变组织，而不是淋巴循环本身，所以不是针对发病原因的治疗手段。切除的范围越广泛，越可能切除尚存在的有功能的淋巴管，结果是淋巴管的输送功能更加受到损害。手术同时切除血管，导致毛细血管的数量也减少。长期的临床实践证明该手术的效果甚至比不手术还要差，不仅未能改善患肢的外观，还会带来诸多的并发症，最后导致截肢的病例时有报道。

二、显微重建外科手术

（一）淋巴结-静脉吻合和淋巴管-静脉吻合

淋巴结-静脉吻合手术：暴露水肿肢体淋巴结，切除连接输出淋巴管的上半部分淋巴结，将连接输入管的下半部分淋巴结与静脉做吻合。

淋巴管-静脉吻合手术：将受阻塞的淋巴管与静脉相连接，手术后淋巴水肿得到缓解。但是水肿复发似乎难免，特别是手术后还需应用弹性绷带。由于淋巴液滞留在管腔内，淋巴管管壁扩张而受损。淋巴管靠节律性收缩来输送淋巴液，只有当淋巴管腔内的压力超过静脉压力时吻合口才保持通畅。当淋巴管腔内的压力降低时，或者当静脉内压力增高时，血液将通过吻合口倒流入淋巴管，在吻合口形成血栓阻塞吻合口。因此，这项技术没有在全球广泛应用。

（二）自体淋巴管移植术

移植的正常淋巴管取自下肢，分别与淋巴水肿患部和健康无病部位的淋巴管吻合，以帮助患部的淋巴液沿移植的淋巴管借道从健侧肢体回流。此项技术采用的是健康淋巴管和患部淋巴管的端—端吻合。这项精巧的手术没有被广泛应用。

（三）淋巴结移植术

淋巴结移植术起源于1928年，起初适用于动物实验，随着显微技术的发展，1982年首次将淋巴结移植术应用于治疗肢体淋巴水肿的治疗。是将淋巴结及其滋养血管以组织瓣形式转移到存在淋巴水肿的肢体上，以重建淋巴回流通路。目前，研究显示带血运淋巴结移植可以有效缓解淋巴水肿症状，但对其作用机制尚存争议。对于乳腺癌继发上肢淋巴水肿，移植术所需要的淋巴结供区主要为腹股沟淋巴结。由于腹股沟区解剖相对固定，术后瘢痕隐蔽，还可以联合腹部皮瓣进行乳房再造，成为目前最常用的带血运淋巴结移植供区，临床主要选择以旋髂浅动脉或下腹壁动脉为血管蒂的腹股沟上外侧表浅淋巴结群。除腹股沟区外，下颌、锁骨上、腋窝也是常见的带血运淋巴结供区。

第四章

乳腺癌患者心肺功能康复

随着早期筛查和乳腺癌综合治疗的开展，乳腺癌患者术后的心肺体能减低将影响日常生活和工作能力，妨碍患者回归家庭和社会。本章节就乳腺癌患者如何进行心肺功能康复展开阐述。

第一节　乳腺癌对心肺功能影响

随着医学水平的发展，乳腺癌患者的生存率得到了提高。在乳腺癌的综合治疗中，化疗和放疗是非常重要和必要的方法。但是，化疗和放疗带来的不良反应也尤为严重，除了骨髓抑制、肝肾功能损害、消化道反应等，最严重的就是心肝毒性和肺功能损伤。心血管系统与呼吸系统负责氧气的转运与摄取工作，是人体存活的基础，因此，心血管与呼吸系统的损伤会导致人的活动参与能力受影响。

常用的化疗药物包括蒽环、微管靶向、烷化剂和酪氨酸激酶抑制剂等抗肿瘤药物。蒽环类药物是肿瘤术后化疗的一线药物，但其有一定程度的心脏功能毒性，在体内可被氧化还原和活性氧簇破坏，产生剧毒醛（如丙二醛），从而抑制心肌细胞的能量代谢，诱导心肌细胞凋亡。

放射治疗有一定程度的辐射，而肺部对辐射比较敏感。实践表明乳腺癌手术结合放射治疗，肺部会受到一定程度损害。由于乳房的特殊结构，为了保证目标区域的辐射效能，在一定程度上增加了重要器官的辐射剂量，造成心肺功能损害的风险增加。

心脏运动、肺和肌肉运动系统三者密切联系，其生理基础是心肺耦联的氧化反应为细胞线粒体运动提供动力。心肺康复治疗可促进心脏侧支循环的建立，增加冠状动脉血流量，改善心肌缺血等临床症状；增强肺通气功能，改善呼吸肌功能，纠正异常呼吸模式；改善肺换气功能，促进肺泡与毛细血管进行气体交换；促进血液循环和组织换气，提高患者日常生活能力。

乳腺癌患者卧床休息后全身有效循环血量减少，这是最明显的心血管改变。卧床休息还将导致血液流速减慢，血液黏滞性增加，血管顺应性下降，容易产生血管栓塞。由于有效循环血量减少，每搏输出量和心排出量随之下降，造成非心源性的循环功能及运动能力减退。患者在直立位时每搏输出量减少更为明显，运动能力随之下降。

第二节　乳腺癌患者心肺功能评估

一、采集病史与信息整理

通过询问病史获取与康复治疗有关的信息。包括以下六部分：

第一，基本信息。患者姓名、性别、年龄、就诊时间、主管医生、主管治疗师、乳腺癌临床分期、病理分期等。

第二，乳腺癌现病史、既往病史信息。

第三，化疗药物的名称、剂量及使用情况，也可按药物作用机理归类记录。

第四，社会史包括患者职业、生活方式与爱好、居住环境等。例如，平日的活动量、运动习惯、住所是否要爬楼梯、对治疗的期望等。

第五，吸烟史。吸烟仍是心肺疾病的重要危险因素，吸烟状况可采用吸烟指数衡量，即每日吸烟支数乘以吸烟年数。

第六，其他相关检查。常见的检查包括胸部影像学、肺功能测试、血气分析、痰培养及血细胞分析等。胸部影像学可提供肺部清晰的图像，为判断病变部位范围及严重程度提供依据；肺功能测试主要通过动脉血气分析的氧分压、二氧化碳分压、pH值、碳酸氢根离子浓度等指标，可判断体内酸碱代谢是否平衡，是否存在通气不足等情况；痰培养能提供感染信息。

二、肺功能评定

（一）呼吸困难评定

呼吸困难是一种主观感受，易受患者文化水平、个人阈值等因素影响，常用的评价量表有改良的英国医学研究委员会呼吸困难评分量表与自感疲劳力分级量表，见表4-2-1、表4-2-2。

表4-2-1　改良的英国医学研究委员会呼吸困难评分量表

分级	表现
0级	仅在费力运动时出现呼吸困难
1级	平地快步行走或步行爬小坡时出现气短
2级	由于气短,平地行走时比同龄人慢或需要停下来休息
3级	平地行走100米左右或数分钟后需要停下来喘气
4级	因严重呼吸困难以致不能离开家,穿衣服时出现呼吸困难

表4-2-2　自感疲劳力分级量表

评分	自我理解的用力程度
6	全无感觉
7 8	非常轻微
9 10	很轻微
11 12	轻
13 14	普通气喘
15 16	强烈气喘
17 18	非常强烈气喘
19	接近顶点
20	极度气喘(达到顶点)

（二）肺容积与肺通气功能评定

肺容积是指在安静状态下，测定一次呼吸所出现的容积变化，其组成包括八项，其中潮气量、补吸气量、补呼气量和残气量称为基础肺容积；深吸气量、功能残气量、肺活量和肺总量称为基础肺活量。除残气量和肺总量需先测定功能残气量后求得外，其余指标可用肺量计直接测定。

（三）通气功能

通气功能是指在单位时间内随呼吸运动进出肺的气量和流速，又称动态肺容积。凡能影响呼吸频率和呼吸幅度的生理、病理因素，均将影响通气量。进入肺的气量，部分存留在气道内不参与气体交换，称无效腔气，即无效腔气（VD）；部分进入肺泡参与气体交换，称为肺泡通气量（VA）。临床上主要根据肺活量（VC）或每分钟最大通气量（MVV）实测值占预计值的百分比和一秒用气呼气容积（FEV1）判断肺功能情况（表4-2-3）和肺通气功能障碍类型（表4-2-4）。

4-2-3　肺能不全分级表

	阻塞性	限制型	混合型
FEV1	↓↓	正常/↑	↓
VC	正常/↓	↓↓	↓
MVV	↓↓	正常/↑	↓

4-2-4　肺通气功能障碍类型

	(VC或MVV)实/预(%)	FEV1(%)
基本正常	>80	>70
轻度减退	80～71	70～61
显著减退	70～51	60～41
严重减退	50～21	≤40
呼吸衰竭	≤20	—

三、心功能评估

心脏是人体的重要动力器官，心功能评定对心脏疾病的诊断、了解，心脏功能储备和适应能力，制定运动处方及判断预后具有重要的价值。常用的心功能评定方法包括：症状性分级（NYHA心功能分级，见表4-2-5）、Weber运动耐量心功能分级（见表4-2-6）、心肺功能运动试验、6分钟步行测试等。

表4-2-5　NYHA心功能分级

		活动情况	代谢当量(METs)
功能分级	Ⅰ	患有心脏疾病,其体力活动不受限制。一般体力活动不引起疲劳、心悸、呼吸困难或心绞痛。	≥7
	Ⅱ	患有心脏疾病,其体力活动稍受限制,休息时感到舒适。一般体力活动时,引起疲劳、心悸、呼吸困难或心绞痛。	<7 ≥5
	Ⅲ	患有心脏疾病,其体力活动大受限制,休息时感到舒适。一般体力活动为轻时,引起疲劳、心悸、呼吸困难或心绞痛。	2～5
	Ⅳ	患有心脏疾病,不能从事任何体力活动,在休息时也有心功能不全或心绞痛症状,任何体力活动均可使症状加重。	<2

表4-2-6　Weber运动耐量心功能分级

分级	最大摄氧量[mL/(kg·min)]	无氧阈[mL/(kg·min]
A级	>20	>14
B级	16～20	11～14
C级	10～16	8～11
D级	<10	<8

四、心肺功能运动试验

心肺功能运动试验即心肺运动试验，是在呼吸气体分析的基础上，推算体内气体代谢情况的一种运动试验。心肺运动试验可通过分析运动状态下，外呼吸与内呼吸的异常，来评估肺、心血管、骨骼肌的功能水平的一种无创方法，是目前评估运动耐量的“金标准”，具有可靠的科学证据支持。

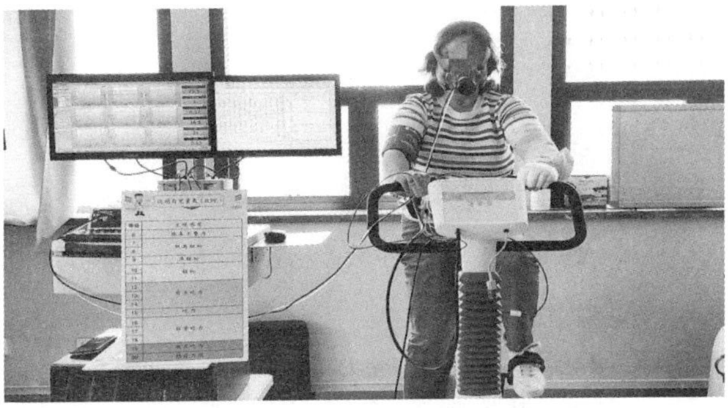

图4-2-1　心肺功能运动试验

心肺功能
运动试验

心肺功能运动试验对乳腺癌手术患者的术前风险评估具有重要价值。如最大摄氧量在15～20 mL/(kg·min）一般能耐受手术，10～15 mL/(kg·min）时围术期并发症增多，小于10 mL/(kg·min）时患者死亡及术后并发症的风险相当高。评定康复治疗效果时，心肺功能运动试验时的心率、血压、运动时间、运动量、吸氧量以及患者的主观感受均可以作为康复治疗效果定量评判的依据，来指导乳腺癌患者心肺功能训练、制订适宜的康复治疗处方。

安全性：运动试验的主要并发症为死亡、心肌梗死、心律失常、血流动力学不稳定和运动损伤。因此，心肺功能运动试验的监督人员要熟悉掌握该测试的适应证、禁忌证、不良事件的症状和体征，这对减少患者测试风险至关重要。

普通人的最大摄氧量的参考值见表4-2-7；最大摄氧量可作为确定运动强度的参考指标，其与其他运动强度的对应关系见表4-2-8。也可根据运动时的心率推测该运动强度相当的最大摄氧量的百分比，即：

VO_2max=（实测心率－安静心率）÷（最大心率－安静心率）×100%。

4-2-7　正常人的最大摄氧量

年龄	男(L/min)	女(L/min)
20～29	3.10～3.69	2.00～2.49
30～39	2.80～3.39	1.90～2.39
40～49	2.50～3.09	1.80～2.29
50～59	2.20～2.79	1.60～2.09

4-2-8　不同运动强度指标的对应关系

VO_2max	最大心率	运动自觉量	强度分类
<20%	<35%	<10	很轻松
20%～39%	35%～54%	10～11	轻松
40%～59%	55%～69%	12～13	稍费力
60%～84%	70%～89%	14～16	费力
>85%	>90%	17～18	很费力
100%	100%	19	最费力

五、6分钟步行试验

6分钟步行试验是一项亚极量运动试验，是让患者采用徒步的运动方式，测试其在6分钟内，在平坦硬地上，以能承受的最快速度行走的最远距离的一项试验。6分钟步行试验能较好地复制患者日常生理状态，反映患者日常生活能力，评价心肺治疗效果，简单易行、安全，是一项便于操作，易于耐受，能较好反映患者日常运动状况的运动耐力试验（如图4-2-2）。

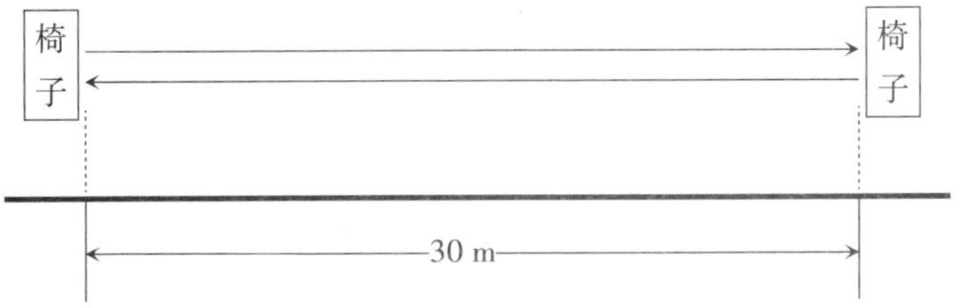

图4-2-2　6分钟步行试验行走线路

6分钟步行试验

6分钟步行的总距离是主要结果指标，在临床应用与科学研究中，更多地作为治疗或干预前后的效果对比。6分钟步行距离降低不具有特异性和诊断性。当6分钟步行试验值降低时应进行全面检查以明确原因，可考虑受试者的肺功能、心功能、踝-肱比值、肌力、营养状态、骨功能和认知功能。测试中其他生理反应同样可供后续的运动处方及健康管理参考。

表4-2-9　6分钟步行试验参考值

6分钟步行心功能分级	步行距离	NYHA心功能分级
Ⅰ	＜300 m	Ⅳ
Ⅱ	300～375 m	Ⅲ
Ⅲ	375～450 m	Ⅱ
Ⅳ	＞450 m	Ⅰ

第三节　乳腺癌患者心肺康复治疗

一、心功能训练

心功能训练是指对心血管疾病患者进行积极的训练，利用身体、心理、行为和社会活动的训练与再训练，主要是有氧运动，帮助缓解症状，改善心血管功能，激活心肌侧支循环，以达到生理、心理、社会、职业、娱乐等方面较为理想的状态，提高乳腺癌患者的生活质量。

（一）心功能训练的实施

根据乳腺癌化疗后心功能损害的特点，心功能康复训练可分为三个阶段：Ⅰ期是院内康复阶段，指的是乳腺癌切除术后的早期康复和整个化疗周期，心肺康复师根据心功能评估结果制订个性化训练方案，逐步改善患者心功能。Ⅱ期是院外早期康复期，是指根据出院时开具的运动处方，逐步加大心肺运动强度的时期。Ⅲ期是院外长期康复期，指的是乳腺癌患者长期处于稳定状态，运动处方已经确定，自我锻炼要持续一生。

1.第Ⅰ期（院内康复期）

（1）康复目标

改善乳腺癌术后及化疗后并发症，促进日常生活及心功能的恢复，增加患者自信力，减少心理痛苦，避免卧床带来的不良影响（如运动耐量下降、低血容量、血栓栓塞症）。低水平运动试验阴性，运动能力达到2～3代谢当量，以适应家庭生活，让患者了解乳腺癌术后及化疗后危险因素及注意事项，并为Ⅱ期康复提供全面完整的病情信息和准备。

（2）治疗方案

这一康复阶段的治疗方案一般在病区进行，以逐步增加活动量为原则，早期锻炼的康复方案因人而异。病情严重、预后差的患者康复锻炼进展宜缓慢；相反，可适度加快进程。康复治疗采取团队合作的形式，即由乳腺科医师、康复医生、康复治疗师（心肺治疗、职业治疗、心理治疗等）、护士、营养师等共同工作。

（3）运动疗法

1）床上活动

它通常始于床上的身体活动，始于远端肢体的小关节活动，从不抗地心引力的活动开始。强调在运动过程中呼吸自然顺畅，没有任何屏息或用力的现象，然后才能逐步开始抗阻活动。抗阻活动一般不需要专用器械，可以采用捏气球、皮球，或拉皮筋等。吃饭、洗脸、刷牙、穿衣等日常活动可以提早进行。

2）呼吸训练

主要指腹式呼吸。腹式呼吸的要点是呼气和吸气均匀一致，可以比较缓慢，但不要屏住呼吸。

3）坐位训练

坐位训练是康复的重要起点，开始坐时可以有支撑，例如把枕头或被子放在背后，或将床头抬高。有依托坐的能量消耗与卧位相同，但是上身直立体位降低了心脏血量和射血阻力，心脏负荷实际上低于卧位。患者在有支撑的情况下坐着后，逐步可以在没有支撑的情况下独立坐。

4）步行训练

从床边站立开始，首先克服直立性低血压。站立没有困难后，开始床边步行，以便在疲劳或不适时能够及时上床休息。此阶段开始时最好在活动时，使用心电监护仪。要特别注意避免上肢活动超过心脏水平，例如患者自己手举静滴瓶上厕所。这类活动的心脏负荷增加很大，常常诱发意外。

5）上下楼活动

上楼的运动负荷主要取决于上楼的速度。患者必须保持非常缓慢的上楼速度。一般来说，每一步都可以休息一段时间，以确保没有任何症状。下楼的运动负荷不大。

2.第Ⅱ期（院外早期康复期）

（1）康复目标

与第Ⅰ期的院内康复不同，乳腺癌术后心功能康复训练的第Ⅱ期除了患者评估、患者教育、日常活动指导和心理支持外，增加每周3～5次心电监护或血压监护下的中等强度运动，包括有氧运动、抗阻运动和柔韧性训练。患者逐步恢复一般日常生活活动能力，包括轻度家务劳动、娱乐活动等；运动能力达到4～6代谢当量，提高生活质量；对体力活动没有更高要求的患者可停留在此期。

患者的第Ⅱ期康复训练在家庭中完成。

（2）治疗方案

运动前进行评估和危险分层，是指根据患者的健康、体力和心血管功能状态，结合学习、工作、生活环境和运动喜好等个体化特点，以运动处方的形式来确定运动的种类、方式、强度、频率和运动量等。

（3）运动形式

主要指有氧运动和无氧运动。有氧运动包括：走路、慢跑、游泳、骑自行车等。无氧运动包括：静力训练、负重等运动。心脏康复训练中的运动形式以有氧运动为主，无氧运动作为补充。

（4）运动时间

乳腺癌患者的运动时间通常为10～60分钟，最佳运动时间为30～60分钟。对于乳腺癌合并原发性心脏病的患者，建议从每天10分钟开始，逐渐增加运动时间，最终达到每天30～60分钟的运动时间。

（5）运动强度

运动强度的评估有三种方法：最大耗氧量、最大心率以及症状分级法。建议患者从50%的最大耗氧量或最大心率的运动强度开始，逐渐达到80%的最大摄氧量或最大心率。每3～6个月评价一次患者的运动强度是否需要改变。运动时间为每周至少3天，最好每周7天。

（6）运动过程中的注意事项

运动过程中，要对患者进行监测，并给予必要的指导。运动时或运动后出现以下情况，暂时停止运动：①运动时感觉胸痛、呼吸困难、头晕；②运动时心率波动范围超过30次/分钟；③运动时血压升高大于200/100 mmHg，收缩压升高大于30 mmHg或下降10 mmHg以上；④运动时心电图监测ST段下移≥0.1 mv或上升≥0.2 mv；⑤运动时或运动后出现严重心律失常。出现上述任何不适时均应暂停运动，及时就诊。

3.第Ⅲ期（院外长期康复）

（1）康复目标

第Ⅲ期是院外长期康复期，是第Ⅱ期康复训练的延续，这个时期部分乳腺癌患者已恢复到可重新工作和恢复日常活动。为减少心血管疾病风险，强化生活方式改变，进一步的运动康复训练是必要的，此期的关键是维持已形成的健康生活方式和运动习惯。另外，运动的指导因人而异，低危患者的运动康复，无须医学监督，中高危患者的运动康复仍然需要医学监督，因此对患者的评估十分重要。低危及部分重危患者可持续进行Ⅱ期康复，高危及部分重危患者应转上级医院继续心功能康复训练。

（2）治疗方法

运动方式包括有氧训练、力量训练、柔韧性训练、作业训练、医疗体操、气功等。运动形式可以分为间断性运动和连续性运动。运动量要达到一定的值才能产生训练效应。

在运动训练的实施过程中，每一次训练课都应包括三个部分，即准备活动部分、基本活动部分和整理活动部分。准备活动部分的主要作用是：使身体逐渐从安静状态进入到工作（运动）状态，逐渐适应运动强度较大的训练部分的运动，避免出现心血管、呼吸等内脏器官系统突然承受较大运动负荷而引起的意外，避免肌肉、韧带、关节等运动器官的损伤。基本活动部分主要内容是：运动处方，依据测试者健康、体力及心血管功能状况，结合生活环境和运动爱好制定的个性化运动方案。其内容包括运动种类、运动时间、运动频率和运动强度。整理活动的主要作用是：整理活动能避免静止休息时身体姿势给呼吸动作带来的妨碍和重力性休克发生，有利于肌肉僵硬状态的解除。运动结束后进行整理放松训练，可以减缓肌肉疲劳，减少运动损伤风险。

在运动处方的实施中，准备活动部分常采用运动强度小的有氧运动和伸展性体操，如步行、慢跑、弹力带器械操、太极拳等。准备活动部分的时间，可根据不同的锻炼阶段有所变化。开始锻炼的早期阶段，准备活动时间可为10～15分钟；锻炼的中后期，准备活动时间可减少为5～10分钟。基本活动部分是运动处方的主要内容，是达到康复或健身目的的主要途径，其运动内容、运动强度、运动时间等，应按照具体运动处方的规定实施。

（3）心理康复及康复宣传教育

乳腺癌患者发病后，往往有显著的焦虑和恐惧感。医护人员必须给予患者医学常识教育，使其理解心脏病的发病特点、注意事项等，特别强调戒烟、低脂低盐饮食、规律的生活、社会参与等。康复教育的对象不仅仅包括患者及其家属和照顾者，更应该包括相关医疗护理人员。宣传教育是二级预防的重要内容和康复程序的重要组成部分。通过向患者及其家属进行宣传教育，使患者保持健康的生活行为，达到心脏康复的预定目标。

二、肺功能训练

（一）生理基础

1.呼吸肌功能

呼吸运动是肺通气的动力，呼吸运动改变胸腔容积，胸腔内压也发生变化，导致肺泡扩张和收缩，并通过呼吸促进气体流入和流出；由呼吸运动引起的肺被动扩张和收缩所引起的肺内压和大气压之间的压力差是肺通气的直接动力；肺通气的动力受呼吸时肺内压和胸膜腔内压的变化而影响。呼吸肌主要包括膈肌、肋间肌、辅助呼吸肌和呼气肌，这些肌肉对肺呼吸功能的运动会产生直接影响。膈肌是主要的呼吸肌，收缩时，膈肌下降，胸部体积扩大，提肋吸气；放松时，膈肌上升恢复原位，胸部体积减小，降肋呼气。辅助呼吸肌群包括肋间肌、斜角肌、胸锁乳突肌、斜方肌、胸大肌等。

2.实施呼吸训练

呼吸训练的目的是改善通气；提高咳嗽机制的效率；提高呼吸肌的肌力和耐力及协调性；保持或改善胸部活动；建立有效的呼吸模式；促进患者放松；教育患者处理呼吸急促；改善患者的整体功能。引导患者采用正确的呼吸方法，可以通过改善肺部通气技术来进行训练，通常选择合适的体位放松辅助呼吸肌群，减少呼吸肌耗氧量，缓解呼吸困难症状，稳定情绪，固定和放松肩带肌群，减少上胸部活动，有利于膈肌移动等。可选择的体位有前倾依靠坐位、椅后依靠位、前倾站位、半卧位等。需加强患侧的胸式呼吸时，可以采取患侧在上的侧卧位，对体力较好者可采用前倾站立。

膈肌呼吸也叫作腹式呼吸，膈肌在通气中起着重要的作用，横膈上下活动1 cm，可增加250 mL的通气量。通气后，大肺泡使胸廓扩张、膈肌下压，并使膈肌的活动范围受限，转用胸式呼吸。为了改善呼吸困难的症状，有必要重建腹式呼吸。

（1）放松训练

用以放松紧张的辅助呼吸肌群，减少呼吸肌的耗氧量，缓解呼吸困难症状。前倾依靠位：患者坐在桌前或床前，桌上或床上置两床叠好的棉被或四个枕头，患者两前臂置于棉被或枕头下以固定肩带并放松肩带肌群，头靠于被上或枕上放松颈肌，前倾位还可以减轻腹肌张力，使腹肌在吸气时容易隆起，增加胃压，使膈肌更好收缩，从而有助于腹式呼吸模式的建立。见图4-3-1。

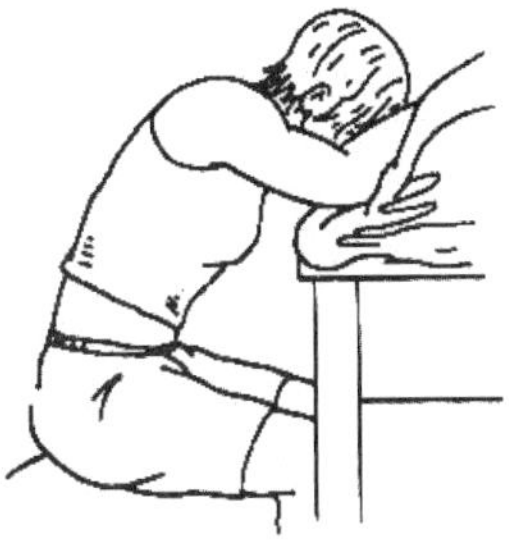

图4-3-1　放松训练示意图

（2）前倾站位

双手放松置于身体两侧，同时身体微微前倾以放松腹部肌肉，也可前倾站立、两手支撑于前方的低桌子上以固定肩胛带，这个姿势不仅可以放松肩部和腹部肌肉，也是腹式呼吸的最佳姿势。见图4-3-2。

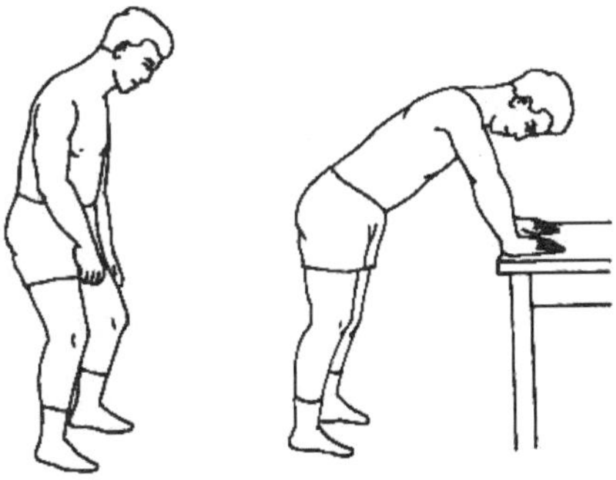

图4-3-2　前倾站位示意图

（3）椅后依靠位

患者坐在非常柔软舒适的有扶手的椅子或沙发上，头稍后靠于椅背或沙发背上，完全放松坐5～10分钟。

（4）暗示呼吸法

即以触觉诱导腹式呼吸。第一种，手按压在上腹部，呼气时腹部下沉，此时，手施加一点压力以进一步增加腹部压力，迫使横膈膜抬高。注意吸气时，上腹部对抗该手压力，将腹部徐徐隆起，这种压力不仅可以吸引患者的注意力，还可以诱导呼吸的方向和位置。见图4-3-3（a）（b）。

第二种，下胸带呼吸法，是指患者坐在椅子上，用一条长约150 cm、宽约10 cm的布带缠绕于季肋部，双手握住带子两端，吸气时放松带子，呼气时缠紧带子。然后，在站立姿势下进行，习惯后可不缠带子，使腹式呼吸能够无意识进行。最后，边走边做呼吸练习。此时，行走频率应与呼吸相对应，吸气时走两步，呼气时走四步，同时，随着呼吸将布带放松或缠紧，直到能够做到一边步行一边腹式呼吸为止。见图4-3-3（c）（d）。

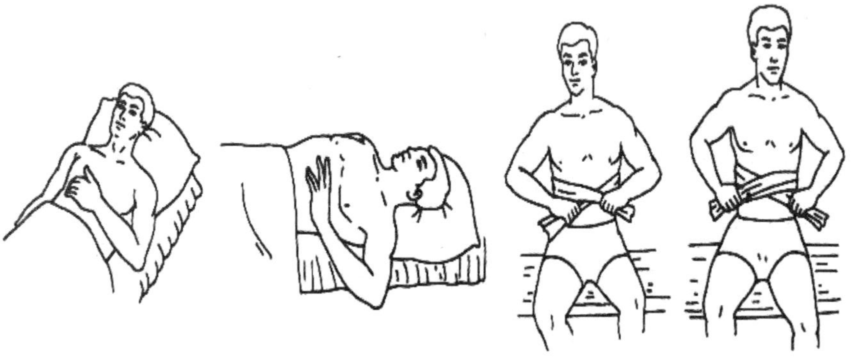

（a）　（b）　（c）　（d）

图4-3-3　暗示呼吸法示意图

（5）膈肌体外反搏呼吸法

这种方法是指使用低通电装置或体外膈肌反搏仪刺激电极，位于颈胸锁乳突肌外侧，锁骨上2～3 cm处（膈神经部位），当确定刺激部位正确时（即有呼吸运动出现），用短时间低强度刺激，可用脉冲波进行刺激治疗。每天1～2次，每天30～60分钟。

（6）吞咽呼吸法

此法可用于呼吸肌明显无力的患者。张开嘴巴吸气，紧闭口唇，用舌头将气体推入咽喉部，然后轻轻吸气，气体通过开放的会厌进入肺部（注意不是咽入胃内），可增加潮气量，增加肺活量。

（二）呼吸肌练习

缓解呼吸困难症状，提高呼吸肌的肌力和耐力过程称为呼吸肌训练，强调吸气肌的训练。用于治疗各种急慢性呼吸系统疾病，主要针对吸气肌无力、萎缩，尤其是横膈肌和肋间外肌。

1.吸气阻力训练

患者经手握式阻力训练器吸气，可以提高吸气肌的肌力及耐力，减轻吸气肌的疲劳。吸气阻力训练器有各种不同直径的管子提供吸气时气流的阻力，气道直径越窄则阻力越大。在患者可接受的前提下，通过调节吸气管口径，将吸气阻力增大，吸气阻力每周逐步递增2～4 cm水柱。开始训练时，3～5分钟/次，3～5次/天，以后训练时间可增加至20～30分钟/次，以增加吸气肌耐力。

2.呼气训练

（1）腹肌训练

腹肌是最重要的呼气肌。呼吸功能障碍患者常伴有腹肌无力，使腹腔失去有效压力，以减少横膈膜的支撑，降低扩张胸部的能力。训练时患者采取仰卧位，上腹部放置1～2 kg的沙袋做挺腹训练（腹部吸气时隆起，呼气时下陷），沙袋的重量不得干扰横膈膜的运动，使上腹部隆起，之后沙袋可以逐步增加至5～10 kg，每次腹肌训练5分钟。也可在仰卧位下使膝盖伸直，双下肢和上半身同时上抬，保持数秒以增强腹肌力量。见图4-3-4。

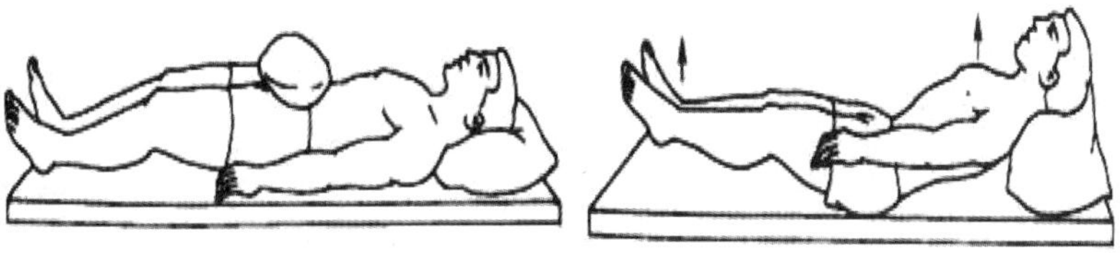

（a）　　（b）

图4-3-4　腹肌训练

（2）吹蜡烛法

将点燃的蜡烛放在面前，吸气后将口唇缩小，用力吹蜡烛，使蜡烛火焰动。每次训练3～5分钟，休息数分钟，再反复进行，以患者不感到疲劳为宜。蜡烛的距离可以从10 cm、20 cm到30 cm，每1～2天将蜡烛与口的距离加大，直到距离增加到80～90 cm。

（三）局部呼吸

适用于因术后疼痛、肺扩张不全或肺炎等原因引起的肺部特定区域的换气不足。

1.单侧或双侧肋骨扩张

患者坐位或屈膝仰卧位，治疗师的手放在患者下部肋骨的一侧，让患者呼气，可感到肋骨向内下移动。治疗师的手掌在肋骨上施加向下的压力，在吸气前迅速伸展胸部，从而诱发肋间外肌的收缩；当患者吸气时，可以抵抗治疗师手掌的阻力扩张下肋，治疗师可给予下肋区轻微阻力以增强患者抗阻意识。当患者再次呼气时，治疗师用手轻柔地向内下挤压胸腔来协助。

2. 后侧底部扩张

患者坐位，身体前倾，髋关节屈曲。治疗师在患者身后，双手置于患者下肋骨侧方，按照上述“扩张肋骨”的方法进行。适用于手术后需长期在床上保持半卧位的患者，因为分泌物易堆积在肺下叶的后侧部分。

（四）缩唇式呼吸

指吸气时用鼻子，呼气时嘴呈缩唇状施加一些抵抗，慢慢呼气的方法。此方法对气道的内压高，能防止气道的陷闭，使每次通气量上升，呼吸频率、每分通气量降低，可调解呼吸频率。吸气和呼气的比例在1∶2进行，慢慢地以吸气呼气比达到1∶4作为目标。见图4-3-5。

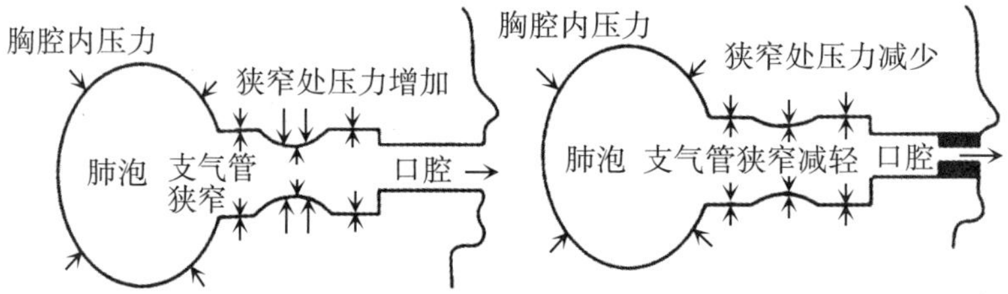

图4-3-5　缩唇式呼吸

（五）预防及解除呼吸急促

缓慢呼吸，这是与呼吸急促相对而言的缓慢呼吸。这种呼吸方法有助于减少解剖无效腔，提高肺泡通气量。适用于患者正常呼吸模式被干扰而产生的呼吸短促。呼吸急促时，呼吸幅度较浅，潮气量变小，解剖无效腔所占的比值增加，肺泡通气量下降，缓慢呼吸可纠正这一现象，但过度缓慢呼吸不会增加呼吸功能，反而会增加耗氧，因此呼吸频率宜控制在大约10次/分钟。

（六）胸腔松动练习

胸腔松动练习是躯干或肢体结合深呼吸所完成的主动运动。其作用是维持或改善胸壁、躯体及肩关节的活动度，增强吸气深度或呼气控制，达到提高肺功能，增强体力的目的。

1.单侧胸腔松动

患者坐位，向紧绷侧侧屈并呼气，将握拳的手推紧绷侧胸壁，接着上举胸腔紧绷侧的上肢过肩，并向另侧弯曲，使紧绷侧组织做额外的牵张。以扩展右侧胸为例，先做向左的体侧屈，同时呼气，然后用手握拳顶住右侧胸部，做屈向右的侧屈，同时吸气。重复3～5次，休息片刻再训练，一日多次。见图4-3-6。

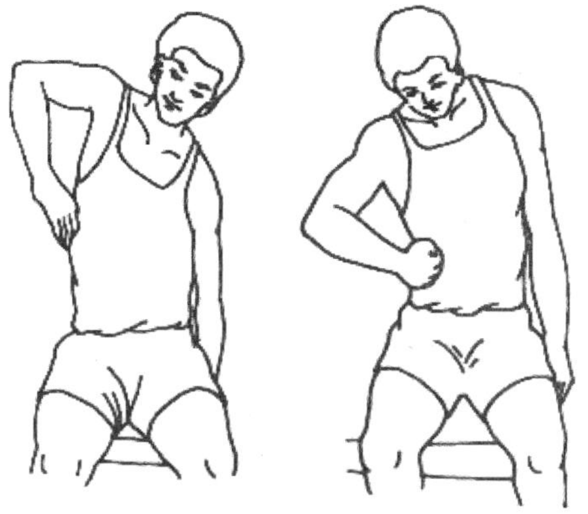

图4-3-6　单侧胸腔松动示意图

2.上胸部及牵张胸肌松动

患者坐位，两手在头后方交叉相握，深吸气时挺胸，做手臂水平外展的动作；呼气时将手、肘并拢，低头缩胸，身体向前弯。亦可于仰卧位训练。

3.上胸部及肩关节松动

患者坐于椅上或站立位，吸气时上肢伸直，两臂上举，掌心向前举高过头；呼气时弯腰，同时两手下伸触地或尽量下伸，再次吸气时恢复为起始姿势。每个呼吸周期为一次，重复50次为一组，可根据患者情况选择每日训练量。

4.纠正头前倾和驼背姿势

患者站于墙角，面向墙壁，两臂外展90°，手扶两侧墙（牵张锁骨部）或两臂外上举扶于墙（可牵张胸大、小肌），同时身体再向前倾，做扩胸训练。也可两手持体操棒置于后颈部，以牵伸胸大肌和做挺胸训练。以上训练每次2～3分钟，每日多次，以不引起疲劳为宜。

5.深呼吸时增加呼气练习

患者在屈膝仰卧位姿势下呼吸。呼气时将双膝屈曲靠近胸部，轮流屈曲两侧的关节，以保护腰背部，该动作将腹部脏器推向横膈以协助呼气。

（七）有效咳嗽

有效的咳嗽可以帮助排出呼吸道的阻塞物并保持肺部清洁，是呼吸功能训练的重要组成部分。无效的咳嗽会增加患者的痛苦和消耗体力，并且不能维持呼吸道通畅。正常的咳嗽包括一系列动作，如深呼吸、声门关闭、腹肌收缩等，其中任何一个步骤出现问题都有可能降低咳嗽效率。因此，应当教会患者正确的咳嗽方法，以促进分泌物排出，减少反复感染的机会。

1.咳嗽运动过程

（1）进行深吸气，以达到必要的吸气容量。

（2）吸气后要有短暂的闭气，以使气体在肺内得到最大的分布。同时，气管至肺泡的驱动压尽可能保持持久。当一个最大的空气容量超过气流阻力，就能形成有效咳嗽。

（3）关闭声门，当气体分布达到最大范围后，再紧闭声门，以进一步增加气道中的压力。

（4）增加胸膜腔内压，这是在呼气时产生高速气流的重要措施。肺泡内压和大气压之间的差越大，在呼气时所产生的气流速度越快。

（5）声门开放，当肺泡内压力明显增高时，突然将声门打开，即可形成由肺内冲出的高速气流。这样高速的气流可使分泌物移动，分泌物越稀，纤毛移动程度越大，痰液越容易随咳嗽排出体外。

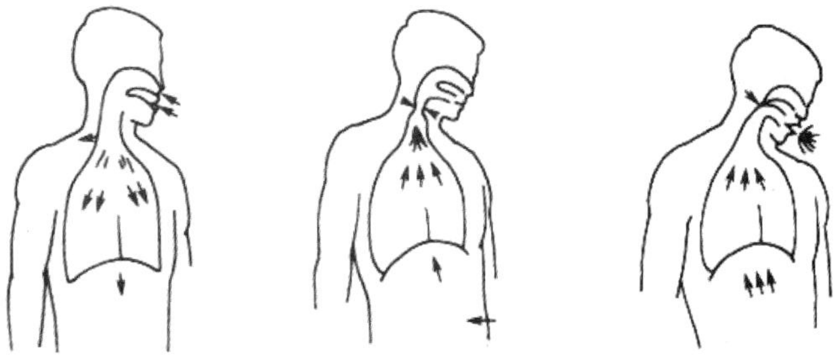

深吸气 (a)　　半闭声门 (b)　　声门开放 (c)

图4-3-7　咳嗽运动声门开放示意图

2.诱发咳嗽训练

手法协助咳嗽适用于腹肌无力者（例如脊髓损伤高位截患者）。手法压迫腹部可协助产生较大的腹内压，帮助进行强有力的咳嗽。患者仰卧位，治疗师一只手掌部置于患者剑突远端的上腹区，另一只手压在这只手上，手指张开或交叉；患者尽可能深吸气后，治疗师在患者要咳嗽时给予手法帮助，向内、向上压迫腹部，将横膈往上推。或者患者坐在椅子上，治疗师站在患者身后，在患者呼气时给予手法压迫。患者自我操作时，手臂交叉放置于腹部或者手指交叉置于剑突下方，深吸气后，双手将腹部向内向上推，且在想要咳嗽时身体前倾。见图4-3-8。

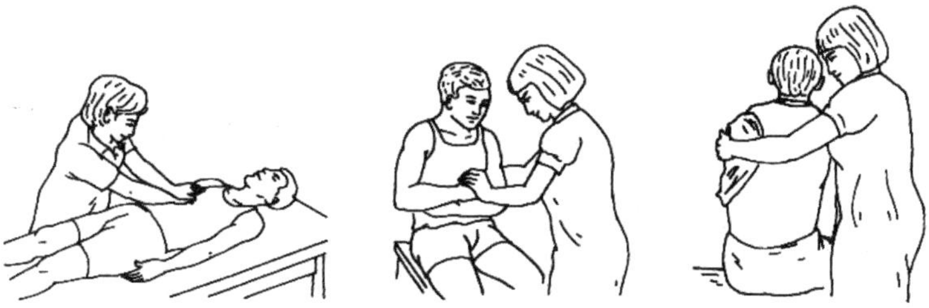

（a）　（b）　（c）

图4-3-8　诱发咳嗽训练

（八）体位引流

体位引流是指通过采取各种体位，使病变部位位于高处，利用重力使痰量较多的患者将呼吸道内黏液排出体外。呼吸道疾病的患者痰液明显增多，由于重力的影响使分泌物多积聚于下肺部位，因此，改变患者的体位既有利于分泌物的排出，也有利于改善肺通气与血流比例。

1.体位引流适应证和禁忌证

（1）适应证

①由于身体虚弱（特别是老年患者）、高度疲乏、麻痹或有术后并发症而不能咳出肺内分泌物者；

②慢性气道阻塞、急性呼吸道感染以及急性肺脓肿者；

③长期不能清除肺内分泌物，如支气管扩张、囊性纤维化等。

（2）禁忌证

①内科或外科急症；

②疼痛明显或不合作者；

③明显呼吸困难及患有严重心脏病者，年老体弱者慎用。

2.体位引流方法

病变部位位于高处，以利于痰液从高处向低处引流。

（1）通过听诊、阅胸片来评估患者，决定肺部哪一段需引流。引流的体位主要取决于病变的部位，从某一肺段向主支气管垂直引流。

（2）将患者置于正确的引流姿势，随时观察患者脸色及表情。

①左肺上叶肺尖段的引流，采取腿上放垫被，两臂抱靠弓背的坐位；

②左肺上叶下段的引流，采取头低脚高右半侧仰卧位；

③左肺下叶后底段的引流，采取头低脚高右半侧俯卧位；

④右肺中叶外侧段的引流，采取右侧背侧俯卧位；

⑤右肺中叶中段的引流，采取头低脚高左半侧仰卧位。

⑥餐前进行为宜，每次引流一个部位，时间5～10分钟，如有数个部位需要引流，则总时间不超过30～45分钟，以免疲劳。如果患者体位引流5～10分钟仍未咳出分泌物，则变换到下一个体位姿势。治疗时被松动的分泌物，可能需要30～60分钟才能咳出。

（3）引流时让患者轻松地呼吸，不能出现过度换气或急促呼吸。

（4）体位引流过程中，可结合使用手法叩击等技巧。

（5）如有需要，应鼓励患者做深度、急剧地双重咳嗽。

（6）如果上述方法不能使患者自动咳嗽，则指导患者做几次深呼吸，并在呼气时双手置于胸廓给予振动，可以诱发咳嗽。

（7）引流治疗结束后，患者缓慢坐起并休息，防止体位性低血压。告知患者，即使引流时没有咳出分泌物，治疗结束后过一段时间可能会咳出一些分泌物。

（8）评估引流效果并做记录。记录内容包括：分泌物形态、颜色、质感及数量；对引流的忍受程度；血压、心率等情况；在引流过的肺叶上听诊并注明呼吸音的改变；患者的呼吸模式；胸—壁扩张的对称性。

2.终止体位引流的指征

（1）胸部X线纹理清楚。

（2）患者的体温正常，并维持24～48小时。

（3）肺部听诊呼吸音正常或基本正常。

（九）全身训练

主要采用有氧训练和医疗体操，包括上肢训练、下肢训练和医疗体操等，以改善肌肉代谢、提高肌力、全身运动耐力和气体代谢，提高身体免疫力。运动训练强度的选择见表4-3-1。

表4-3-1　运动训练强度表

运动试验终止原因	靶心率	靶MET值
呼吸急促，最大心率未达到	75%～85%	70%～85%
达到最大心率	65%～75%	50%～70%
心血管原因	60%～65%	40%～60%

1.上肢训练

由于上肢肩带部位很多肌群既是上肢活动肌群，又是辅助呼吸肌群，如胸大肌、胸小肌、背阔肌、斜方肌等，均起自肩带，止于胸背部。当躯干固定时，起辅助肩带和肩关节活动的作用；而上肢固定时，这些肌群又可作为辅助呼吸肌群参与呼吸活动。患者在上肢活动时，由于这些肌群减少了对胸廓的辅助活动而易于产生气短气促，从而对上肢活动不能耐受。日常生活中的很多活动如做饭、洗衣、清扫等都离不开上肢活动，为了加强患者对上肢活动的耐受性，康复应包括上肢训练，即手摇车训练及提重物训练，运动时以出现轻度气急、气促为适宜的指征。

提重物训练：患者手持重物，开始0.5 kg，以后渐增至2～3 kg，做高于肩部的各个方向活动，活动1～2分钟，休息2～3分钟，每天2次。监测以出现轻微的呼吸急促及上臂疲劳为度。

2.下肢训练

可明显增加患者的活动耐量，减轻呼吸困难症状，改善患者的精神状态。通常采用有氧训练方法，如快走、慢跑、骑车、登山等。对于有条件的患者可以先进行活动平板或功率车的运动试验，得到实际最大心率及最大代谢当量值，据此确定运动强度。运动后不应出现明显气短、气促（以仅有轻度至中度气短、气急为宜）或剧烈咳嗽。运动训练频率为每周2～5次，到靶强度运动时间为10～45分钟，疗程为4～10周。为保持训练效果，患者应坚持终身训练。运动诱发哮喘的患者可以在医务监督的条件下，进行小强度的运动训练，让患者逐步适应运动刺激，最终多数患者可以进行一定强度的运动而不导致哮喘发作。这也是一种“脱敏”治疗。患者常有下肢肌力减退，使患者活动受限，因此下肢训练也应包括肌力训练，以抗阻训练为主。

3.呼吸医疗体操

在熟练掌握腹式呼吸方法的基础上，做扩胸、弯腰、下蹲、伸展四肢等运动。本方法可用于患者康复治疗早期体力过弱时或与其他运动方法交叉进行时。

（1）第一节

双手辅助腹式呼吸：取放松体位，将双手重叠置于腹部，呼气时口呈吹口哨状，两手按压腹部；还原时用鼻吸气并鼓腹，用口呼气时收腹缓慢进行，两手放松。呼吸比例为2∶1～3∶1。

（2）第二节

坐位渐进呼吸：将双手置于双腿上，吸气时慢慢抬起两臂与肩平，稍挺腰，还原时呼气，进行10次。

（3）第三节

双手配合交替呼吸：将双手叉腰，拇指向后，呼气时上身右转，同时将右手立掌向右推出，还原时吸气，左右交替。进行10次。

（4）第四节

侧弯压迫式呼吸：取站位，两腿分开，吸气，左手抱右腰部，右手过头顶，伸向左侧，向左侧弯腰同时呼气，还原，再反方向进行练习。进行10次。

（5）第五节

节律呼吸：将双手叉腰，拇指向后，向右侧弯腰时，右臂下伸，同时呼气，还原时吸气，左右节律交替。呼吸与节律相互配合。进行10次。

（6）第六节

双下肢辅助加强呼吸：挺腰，两臂抬起与肩平，呼气时双手抱住左膝屈曲贴近胸部，还原时吸气，左右交替。进行10次。

（7）第七节

牵拉胸廓呼吸：取立位，两腿伸直分开，两臂侧平举，呼气时弯腰，左转上身，右手伸向左足，还原时吸气，左右交替。进行10次。

（8）第八节

调整自由呼吸：立位放松，保持良好心态，吸气时将双手举于头上方，目视双手，仿佛置身于海边、湖岸和林间，以轻松自如的呼吸结束呼吸操的动作。

（十）物理因子治疗

物理因子疗法是指应用天然或人工的物理因子作用于人体，以提高健康水平，预防和治疗疾病，恢复或改善身体功能与结构，达到康复目的的治疗方法。在肺功能康复过程中我们可以采取以下物理因子治疗：

1.超短波治疗

有助于消炎、抗痉挛，利于排痰、保护黏液毯和纤毛。超短波治疗的方法是应用无热量或微热量，每日一次，15～20次为一疗程。

2.超声雾化治疗

同样有助于消炎、抗痉挛，对排痰、保护黏液毯和纤毛也有不错的效果。

超声雾化治疗每次20～30分钟，每日一次，7～10次为一疗程。

3. 日光浴

主要是通过日光中的红外线和紫外线对机体产生有益的作用。日光浴的地点最好选择安静、空旷的森林、海滨、原野等地方，身体要尽可能裸露。锻炼时间如果无不良反应则逐步延长，可以从5～10分钟开始。要注意避免暴晒，防止发生紫外线对皮肤的灼伤。日光浴可以与游泳步行等锻炼相结合，但要注意避免运动过度，防止疲劳的发生。

（十一）中国传统康复方法

很早以前，我们的祖先就认识到运动能够强身健体，减少疾病。运动健身之所以能够起到增强体质、益寿延年的作用，是因为运动能够促使经脉内气血畅通，使人的各个部位都得到精、气、血、津液的滋养。太极拳、八段锦、五禽戏对呼吸功能有较好的促进作用，穴位按摩、针灸、拔火罐等也有一定作用。中国传统方法强调身心调整训练，基本锻炼方法和要领有其共同之处，注重意守、调息和动形的协调统一，重视内外和谐，气血周流，整个机体的锻炼，融导引、吐纳、武术、医理为一体。

三、呼吸康复宣传教育

第一，患者需了解自己的病情和自我管理的原则。相信通过长期规范的康复训练和治疗能够有效控制呼吸疾病的症状，减缓病情进展速度，达到呼吸功能康复的目的。

第二，患者需了解影响呼吸功能的病因。患者学会并执行最基本、切实可行的康复训练方法，如腹式呼吸、深呼吸、缩唇呼吸、有效咳嗽等。

第三，康复教育应当形式多样、生动活泼。应注意将教育管理贯穿和结合于各种医疗活动中，这样容易激发患者的兴趣，满足患者长期康复的需求，效果会更好。

第五章

乳腺癌术后及乳房重建术后肩关节运动障碍的康复治疗

乳腺癌术后患者，容易出现患侧肩关节活动度受限，从而导致穿脱衣服、洗脸、修饰等日常生活活动受限。腋窝淋巴结清扫的乳房切除术和保乳术后，如果只进行一般生活活动指导的情况下，术后1个月患侧肩关节活动度与术前相比，前屈减少30°～40°，外展减少30°～60°。多数患者在术后6个月时仍有前屈外展的末端关节活动度受限情况。

研究指出，术后6个月内对患者进行生活指导及主被动活动度训练和肌力训练等综合康复治疗，可使患侧上肢功能显著改善。

第一节 肩关节运动障碍

乳腺癌改良根治术与之前的乳腺癌根治术相比较让患者保留了胸大肌和胸小肌，这在很大程度上改善了肩关节的功能。但是无论哪种改良根治术，在手术过程中都会对周围肌肉及其血供、神经支配、肌筋膜等造成不同程度的损伤，导致肩关节活动受影响；切除腋窝及锁骨下脂肪淋巴结、肌筋膜等组织会导致术后伤口愈合较慢，而长期炎性表现使术后胸壁及腋窝部位的软组织出现不同程度粘连，影响肩关节活动。

一、肩关节运动障碍的产生原因

许多调查研究表明，乳腺癌改良根治术后，几乎所有患者的患侧肩关节较健侧相比，都会出现不同程度的功能障碍。其原因在于：

（一）胸大肌及其血供、神经支配受损

胸大肌的血供由肩峰动脉及胸外侧动脉提供；胸大肌的神经支配主要为胸内、外侧神经。在手术切除胸小肌及清除胸大肌、胸小肌间淋巴结时容易损伤胸外侧神经及胸肩峰动脉胸肌支；胸内侧神经穿过胸小肌，在切除胸小肌应沿神经走行切开，切断其支配胸小肌部分，保留支配胸大肌部分；部分胸内侧神经沿胸小肌外侧缘走行，应切断其支配胸小肌部分，保留其余神经分支，在这些过程当中，有损伤胸内侧神经的风险。研究发现，很多患者的患侧胸大肌较健侧小，可能原因有术中损伤及胸外侧神经或胸内侧神经支配胸大肌的分支，导致其失用性萎缩；因神经损伤导致失去神经的营养作用而萎缩，此种情况属不可逆损伤；术中损伤胸肩峰动脉，引起胸大肌缺血性萎缩，此种情况下如果支配胸大肌的神经完好，术后经适当的功能锻炼，可恢复一定的运动功能。

胸大肌的功能是使肩关节内收、内旋、前屈，所以胸大肌的功能不全，会影响肩关节许多方向的活动。

（二）术后制动

手术后由于伤口疼痛及心理因素，不敢活动患侧上肢；同时也不知道该如何正确进行术后锻炼，长期制动、保护的姿态会导致肩关节粘连，并且由于长时间制动，导致肩关节周围肌肉出现失用性肌肉萎缩。

（三）肩胛胸壁关节稳定性的降低

整个上肢运动基础是肩胛骨具有一定的稳定性，才能保证肩关节和整个上肢的稳定和灵活性。但由于术后患侧肢体整体的使用率和运动明显减少，导致整个肩胛和上肢肌肉出现失用性萎缩；并且清扫腋窝淋巴结时也会影响到前锯肌的神经支配和血供，导致前锯肌力量下降，影响肩胛骨稳定性活动；且部分患者在手术中切除了胸小肌，从而影响了肩胛胸壁关节的稳定性，使肩肱节律失常，导致肩关节出现活动受限，以及在后期运动中可能出现肩峰撞击等损伤。

（四）胸壁组织延展性降低

改良根治术切除了胸部众多组织，术后缝合和伤口部位瘢痕的形成，导致剩余的皮肤组织弹性较差，在肩关节活动过程中牵拉感和阻力增强。

（五）核心稳定性下降

乳房重建术中，选择背阔肌皮瓣乳房再造术、腹直肌皮瓣再造术、横位胸腹移位皮瓣乳房再造术 、臀大肌皮瓣再造术等，都会造成肩关节内收、内旋、后伸受限，腹部力量减弱，核心稳定性下降，组织粘连，瘢痕形成，髋关节后伸、外旋力量减退。

（六）肌肉力量及耐力下降

化疗会造成患侧上肢甚至全身的肌肉力量及耐力都有所下降，这是一种正常现象。因为化疗后身体的所有细胞都经过了破坏，而且肌肉蛋白也有大量破损，所以会出现肌肉无力的现象。除此之外，心肺功能的下降也会导致全身机能的下降，导致浑身无力，容易疲乏。

（七）胸壁粘连

乳腺癌术后的胸壁粘连，与术后伤口愈合延迟、皮下积液的引流是否彻底、切口的缝合和后期伤口愈合形成的瘢痕是否平整都有直接联系。皮下积液引流不彻底，会增加切口张力，使皮肤失去弹性，长期的炎性反应导致胸部皮肤粘连。

（八）患侧胸壁、腋窝及上臂的疼痛

乳腺癌术后会出现胸前、腋下或上臂内侧的慢性疼痛，持续发作或间歇发作达3个月以上，排除慢性感染等其他原因引起的疼痛，称为乳房切除术后疼痛综合征，特征有酸痛、钝痛、牵拉痛、刀割痛、劈裂痛、烧灼痛、咬痛、锐痛、刺痛、调痛等，存在间歇性、持续性、一过性三种形式。约13%～53%的乳腺癌患者存在乳房切除术后疼痛综合征，导致乳房切除术后疼痛综合征的完整原因尚不是很明确，其主要原因是腋窝淋巴结清扫过程中损伤了肋间臂神经。

（九）姿势异常

在乳房切除术后，无论是否重建，患者都可能会出现圆肩、驼背、头部处于向前位置。这是因为上述提到的诸多原因导致，从而导致未来的头部、颈部和背部问题。

二、肩关节解剖

肩关节又称为肩关节复合体，肩锁关节、胸锁关节、肩胛胸壁关节和盂肱关节（见图5-1-1）进行全范围正常活动时需要整个肩关节复合体的完整与协调。

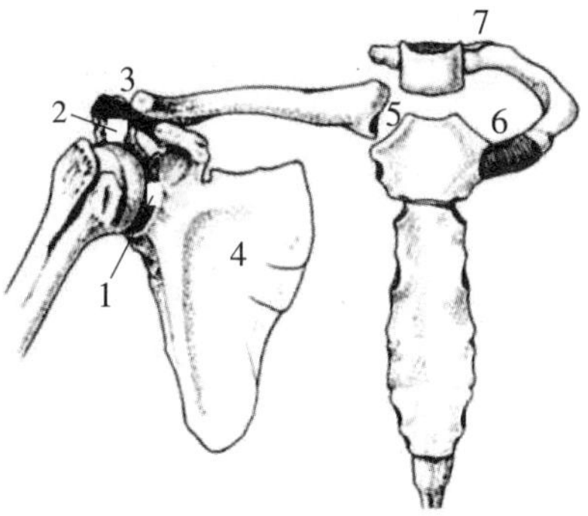

1：肩关节关节窝　2：肩峰　3：肩锁关节　4：肩胛下窝　5：胸锁关节　6：第一肋与胸骨柄连接　7：第一肋与第一胸椎连接

图5-1-1　肩关节复合体

肩关节复合体几乎没有单独活动的肌肉，肌肉协调用力在不同的关节间完成高度协调的动作。肩部肌肉的合作特性增加了主动活动的多样性、操控能力和活动范围。任何一块肌肉的麻痹或缺

陷常会扰乱整个肩部的运动链。

在乳腺手术后，常因为胸大肌以及胸小肌的切除导致肩关节水平内收困难，前屈内旋等肌力下降，以及胸壁瘢痕粘连导致肩关节外展、前屈、外旋等活动受限（见图5-1-2）。当出现胸长神经损伤时，前锯肌失神经支配，肩关节上回旋受限，容易出现其他肌肉过度使用、肩关节撞击等（见图5-1-3）。乳房重建手术中，取背阔肌皮瓣对肩关节内收与内旋后伸产生影响（见图5-1-4）。

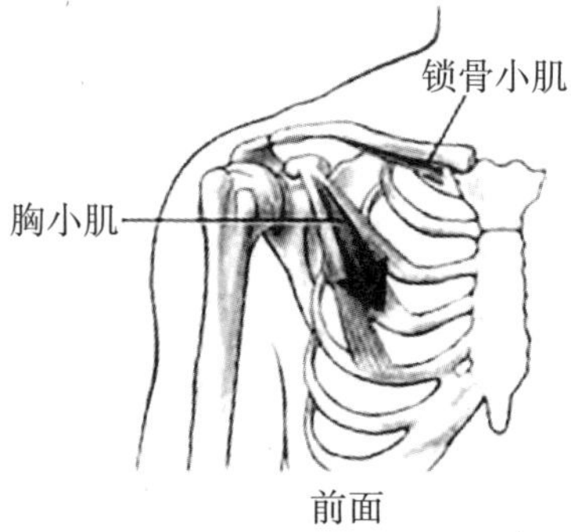

图5-1-2　胸小肌收缩动作

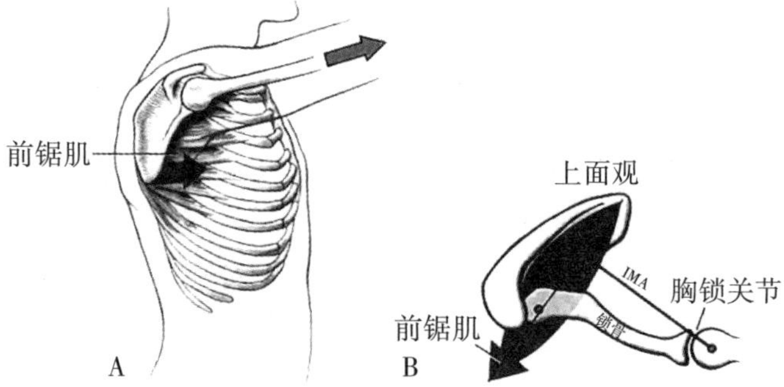

图5-1-3　前锯肌收缩动作

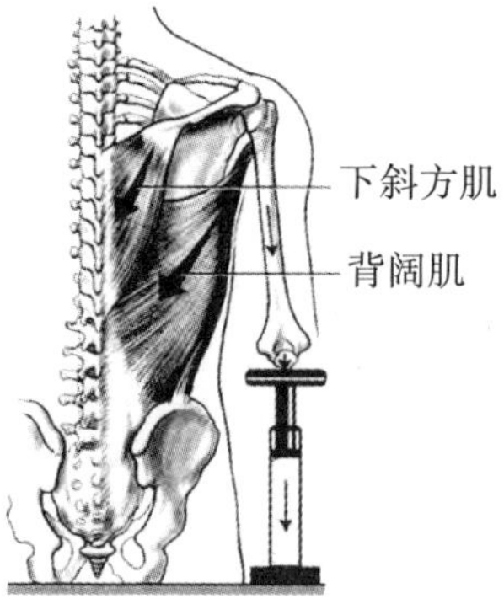

图5-1-4　背阔肌收缩动作

三、肩关节功能评分

目前，国内临床上最常见的肩关节功能评分系统是Constant-Murley肩关节功能评分系统，简称CMS，1987年由欧洲肩关节协会颁布，该系统是一个简单的百分制系统，包括疼痛（15分）、日常生活活动（20分）、主动活动范围（40分）、肌力（25分）四个子量表。疼痛和日常生活活动属于主观评价指标，主动活动范围和肌力属于客观评价指标。满分为一百分。分值越高说明患者的肩关节功能越好。但也有研究者认为CMS评分存在以下不足：量表中的肌力评估是外展肌力，以患者肩关节外展至90°时所承受的磅数为得分，正常值为25分（因为肩关节功能正常的25岁男性患者的外展肌力是25磅）。因此，肌力评估容易受到性别与年龄等个体差异的影响。

表5-1-1a　Constant-Murley肩关节功能评分标准

<table>
<tr><th></th><th colspan="2">疼痛</th><th colspan="2">日常生活</th><th colspan="2">ROM</th><th>三角肌肌力</th></tr>
<tr><td rowspan="18"></td><td rowspan="6">无疼痛</td><td rowspan="6">15</td><td rowspan="3">完全恢复工作</td><td rowspan="3">4</td><td colspan="2">外展</td><td rowspan="18">正常为11.34 kg(25磅),按百分比折算分值</td></tr>
<tr><td>0°～30°</td><td>0</td></tr>
<tr><td>31°～60°</td><td>2</td></tr>
<tr><td rowspan="3">恢复休闲及运动</td><td rowspan="3">4</td><td>61°～90°</td><td>4</td></tr>
<tr><td>91°～120°</td><td>6</td></tr>
<tr><td>121°～150°</td><td>8</td></tr>
<tr><td rowspan="6">轻度</td><td rowspan="6">10</td><td rowspan="3">可患侧卧位睡眠</td><td rowspan="3">2</td><td>151°～180°</td><td>10</td></tr>
<tr><td colspan="2">前屈</td></tr>
<tr><td>0°～30°</td><td>0</td></tr>
<tr><td colspan="2" rowspan="3">手的位置(共10分,包括以下内容)</td><td>31°～60°</td><td>2</td></tr>
<tr><td>61°～90°</td><td>4</td></tr>
<tr><td>91°～120°</td><td>6</td></tr>
<tr><td rowspan="6">中度</td><td rowspan="6">5</td><td rowspan="3">至腰</td><td rowspan="3">2</td><td>121°～150°</td><td>8</td></tr>
<tr><td>151°～180°</td><td>10</td></tr>
<tr><td colspan="2">外旋</td></tr>
<tr><td rowspan="3">至剑突</td><td rowspan="3">4</td><td>手在头后肘向前</td><td>2</td></tr>
<tr><td>手在头后肘向外</td><td>2</td></tr>
<tr><td>手放头上肘向前</td><td>2</td></tr>
</table>

续表 5-1-1a

	疼痛		日常生活		ROM		三角肌肌力
	严重	0	至颈部	4	手放头上肘向外	2	正常为11.34 kg(25磅),按百分比折算分值
					手放头上完全抬起	2	
					内旋		
			至头顶	8	手背至大腿外侧	0	
					手背至臀部	2	
					手背至腰骶部	4	
			过头	10	手背至腰部(L_3)	6	
					手背至T_{12}	8	
					手背至肩胛间区(T_7)	10	
合计	15		20		40		25

表 5-1-1b　Constant-Murley 肩关节功能评分

		左肩	右肩
疼痛			
日常生活	工作		
	休闲及运动		
	患侧卧位睡眠		
	手的位置		
ROM	外展		
	前屈		
	内旋		
	外旋		
三角肌肌力			
合计			

这之后有研究者将CMS评分中的三角肌肌力去除，调整为总分75分的评分表，被称为调整的CMS评分或缩减的CMS评分，这样可以避免三角肌肌力评分中的年龄及性别差异，为多数研究者所认同。

四、上肢、肩部功能指数问卷

上肢、肩部功能指数（DASH）问卷是Hudak等学者于1996年提出的患者对日常活动能力进行自我评估的调查问卷，Hudak等从150项日常生活活动中，经过多次反复筛选，选出30项最能反映患者活动功能的指标，形成该调查表。此表首先在北美进行临床试验，此后被翻译成多种语言，其有效性也被众多学者证实。目前DASH调查表已广泛用于评价上肢损伤的治疗效果，包含拧瓶盖、物品放置高处、擦墙擦地、写字、拎包、换灯泡、擦背、吹头发等上肢日常功能活动水平，以及肩周疼痛频率、强度及其对日常社交活动、工作的影响等评分条目，每一项计1～5分，分值越高代表患者的上肢功能受损越严重。

评定方法：在评定前跟患者沟通，该量表是自评量表，不可以让家属代填，如果患者不认字，治疗师可以读给患者听，然后让患者自己进行打分。该调查问卷需要这样与患者进行沟通：

请您根据上1周内您的活动情况，在以下项目相应等级（1～5）的数字上画圈，并请您务必回答以下每个问题。如果在上周您没有机会从事某项活动，请您设想一下，哪个项目与您的上肢功能状况最相符合，并在相应等级的数字上画圈。请您注意不管您是用哪只手完成的下列活动，也不管您是如何完成的，只要求您根据相应的能力回答问题。

A部分：请您评估在上1周内，进行下列活动的能力，并请在相应等级的数字上画圈。

表5-1-2　DASH问卷A部分

项　目	活动能力				
	无困难	有点困难	明显困难但能做到	很困难	不能
1. 拧开已拧紧的或新的玻璃瓶盖	1	2	3	4	5
2. 写字	1	2	3	4	5
3. 用钥匙开门	1	2	3	4	5
4. 准备饭菜	1	2	3	4	5

续表5-1-2

项　　目	活动能力				
	无困难	有点困难	明显困难但能做到	很困难	不能
5.推开一扇大门	1	2	3	4	5
6. 将物品放到头部上方的小柜子里	1	2	3	4	5
7.繁重的家务劳动(洗地板、擦洗墙壁)	1	2	3	4	5
8. 花园及院子的劳动(打扫卫生、松土、割草、修剪花草树木)	1	2	3		5
9.铺床	1	2	3	4	5
10.拎购物袋或文件	1	2	3	4	5
11.搬运重物(超过5 kg)	1	2	3	4	5
12. 更换头部上方的灯泡	1	2	3	4	5
13.洗发或吹干头发	1	2	3	4	5
14.擦洗背部	1	2	3	4	5
15.穿毛衣	1	2	3	4	5
16.用刀切食品	1	2	3	4	5
17.轻微体力的活动(打牌、织毛衣)	1	2	3	4	5
18. 使用臂部力量或冲击力的活动(使用锤子,打高尔夫球、网球等)	1	2	3	4	5
19.灵活使用臂部的活动(羽毛球、壁球、飞盘)	1	2	3	4	5
20.驾驶乘坐交通工具	1	2	3	4	5
21.性功能	1	2	3	4	5
22. 影响您同家人、朋友、邻居以及其他人群社会交往的程度	1	2	3	4	5
23.影响您的工作或其他日常活动的程度	1	2	3	4	5
总　　分					

B部分：请您评估在上1周内，下列症状的严重程度，并在相应等级的数字上画圈。

表5-1-3　DASH问卷B部分

项　　目	活动能力				
	无困难	有点困难	明显困难但能做到	很困难	不能
24.休息时肩、臂或手部疼痛	1	2	3	4	5
25.活动时肩、臂或手部疼痛	1	2	3	4	5
26.肩、臂或手部麻木、针刺样疼痛	1	2	3	4	5
27.肩、臂或手部无力	1	2	3	4	5
28.肩、臂或手部僵硬	1	2	3	4	5
29.肩、臂或手部疼痛对睡眠的影响	1	2	3	4	5
30. 肩、臂或手功能障碍使您感到能力下降，缺乏自信	1	2	3	4	5
总　　分					

C部分：调查您的肩臂或手功能障碍对您从事音乐或体育活动的影响。如果您使用多种乐器或者从事多项体育活动，请您写出您认为最重要的乐器以及体育活动项目。请根据上1周的活动能力，在相应等级的数字上画圈。

表5-1-4　DASH问卷C部分

项　　目	活动能力				
	无困难	有点困难	明显困难但能做到	很困难	不能
31. 用以往惯用的方式演奏乐器或进行体育活动	1	2	3	4	5
32.肩、臂或手部疼痛影响演奏乐器或进行体育活动	1	2	3	4	5
33.可以达到您要求的那样演奏乐器或进行体育活动	1	2	3	4	5
34.能像往常一样长时间演奏乐器或进行体育活动	1	2	3	4	5
总　　分					

DASH调查表的A部分用于了解患者上肢功能活动情况，B部分调查上肢不适症状，C部分用于调查运动员和音乐家上肢功能。对大部分患者仅用DASH调查表A、B两部分即可。

DASH值计算方法是将A、B两部分所有的数字相加，然后按以下公式计算：

DASH值=［A、B两部分值总和－30（最低值）］÷1.20

注意：DASH值为0时表示上肢功能完全正常，DASH值为100时表明上肢功能极度受限。

第二节　肩关节运动障碍的康复治疗

目前，针对乳腺癌术后患者可能出现的上肢功能障碍，早期治疗常采取阶段性上肢综合康复训练。这种阶段性上肢康复训练的特点是根据乳腺癌术后不同时期，按照患者的实际情况，给予相应适合的训练指导及治疗，尽可能地促进患者肢体功能的恢复。乳腺癌术后早期进行功能锻炼可以有效防治或减轻肌力下降、关节活动受限以及腋窝和胸部等处瘢痕挛缩、软组织粘连的发生。后期的康复及功能锻炼则针对长期制动造成的关节粘连、肌肉萎缩、骨质疏松等问题。

研究已经评估了早期进行（从术后第一天开始）运动计划对肩部活动度、身体机能、淋巴水肿和术后并发症（如血肿、血清肿和伤口感染）的有效性，与不参加运动的乳腺癌患者相比，在术后第一天就开始进行肩关节锻炼的乳腺癌术后患者表现出明显的上肢功能改善。

在早期介入康复干预，可以预防胸壁粘连、肩关节肌肉紧张、睡眠不足、淋巴水肿、心肺功能下降等并发症。通过呼吸训练可以加速淋巴系统的循环，牵伸可以改善肌肉的紧张度，缓解关节僵硬。在早期，良肢体位的摆放、呼吸训练、颈肩部普拉提、上肢辅助活动、物理因子治疗都有助于预防术后出现上肢运动功能障碍。在患者出院前，医生或者康复治疗师应该提供以居家运动方式为主的自我锻炼手册或视频资料，并且制定适合患者的运动处方，且每2周进行门诊或电话随访。经过全面且及时的康复训练，乳腺癌患者在术后6个月肩关节活动范围可恢复正常。但是实际临床中，却有很多患者因为各种原因，早期没有得到正确的康复指导，遗留下严重的关节活动受限的问题，此时患者疼痛以及淋巴水肿不再是主要问题，最主要的问题就是肩关节活动受限，且集中在外展、外旋以及内旋等方向，严重影响着患者的日常生活活动能力。所以，针对这个问题进行手法治疗、功能训练，可以有效地改善以上的问题，提高患者日常生活活动能力，改善生活质量。

根据患者的实际情况，进行受限方向的肩关节松动治疗。治疗周期一般为

3～8周，每周2～3次。

一、肩胛骨松动治疗

肩胛骨松动

患者坐位或侧卧位（患侧朝上），治疗师一手置于肩胛骨上角，另一手用虎口的位置，卡住肩胛骨下角，对肩胛骨进行前伸、后缩、上提、下降、上回旋以及下回旋等六个方向的活动（参见图5-2-1）。每次治疗做3～5组，每组动作重复做12～16次，组间休息30秒。

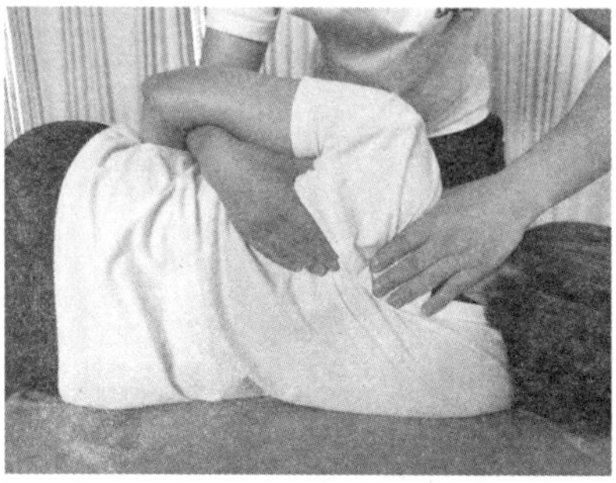
图5-2-1　肩胛骨松动

二、肩关节松动治疗

在不同的活动受限方向上，采用不同的手法操作；不同的关节活动范围采取不同的治疗体位以及方法。参见图5-2-2、图5-2-3，施力方向如图所示。每次治疗做3～5组，每组动作重复做12～16次，组间休息30秒。

肩关节松动

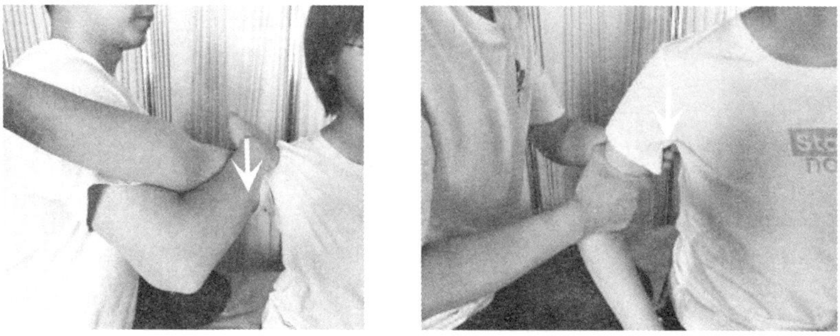
图5-2-2　肩关节上下滑动

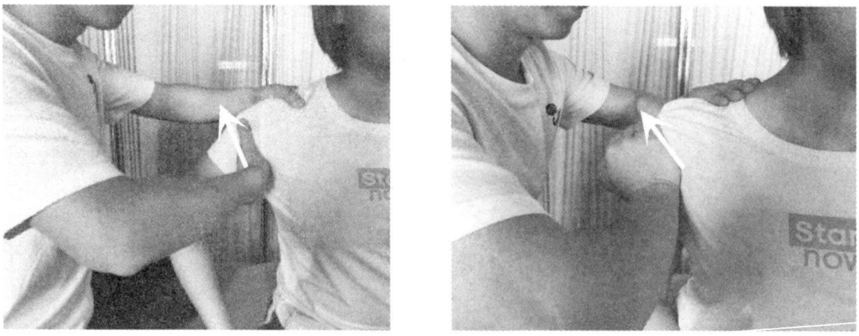
图5-2-3　肩关节前后滑动

第三节　自我康复训练

肩关节的康复计划不仅应该包括控制盂肱关节活动的肌肉训练，也应包括肩胛肌肉的肌力训练。肩胛骨的控制是盂肱关节以正常方式活动的重要基础。

在上肢的上抬过程中，必须保持正常的肩肱节律，换句话说，在肩关节完全上抬接近180°的过程中，肩胛骨应上旋接近60°，同时肱骨屈曲或外展接近120°。肩关节复合体从不单独工作，躯干的姿势和力量也可能影响任何一个肩关节训练项目。

一、哑铃推举

受试选择可完成8～12次训练重量的哑铃（下述训练同此），保持坐姿，从体侧向上推起。哑铃推举训练过程中，前、中三角肌、冈上肌、上斜方肌和前锯肌被高度激活。训练过程为8～12次为一组，进行4～6组治疗。见图5-3-1。

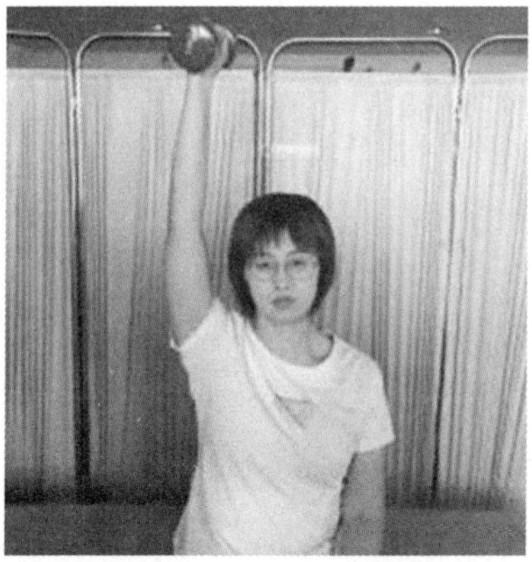

图5-3-1　哑铃推举

二、哑铃卧推

哑铃卧推分水平仰卧推举、上斜式仰卧推举、下斜式仰卧推举，分别选择仰卧于平板、上斜板、下斜板卧推凳上，哑铃从体侧向上推起。水平仰卧推举训练中，胸大肌的胸肋头有最高水平活动；上斜式仰卧推举训练中，胸大肌锁骨头有最高水平活动；上斜式仰卧推举过程中，前三角肌的活动增加。从水平仰卧推举到上斜式仰卧推举的进程是逐步发展到过头训练的一个好方法。见图5-3-2。

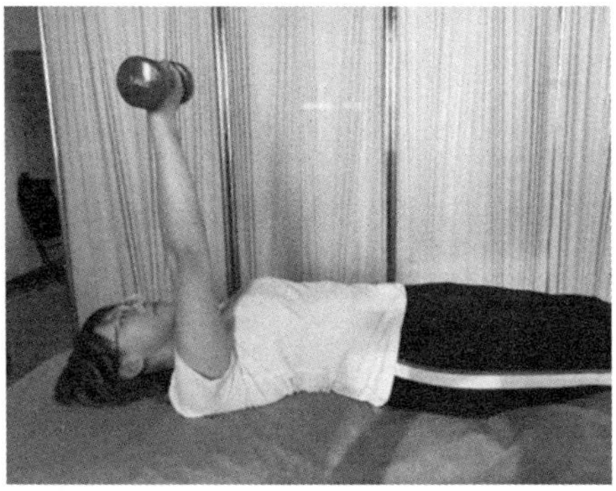

图5-3-2　哑铃卧推

三、肩胛骨前伸训练

肩胛骨前伸训练在肩胛骨上旋抗阻时前锯肌收缩良好。针对前锯肌力量的其他肩胛前伸训练已经得到了研究，如冲拳、前锯肌冲拳和动态拥抱训练。伴有肩胛骨完全前伸的俯卧撑训练也可使前锯肌产生高水平的肌肉活动。见图5-3-3。

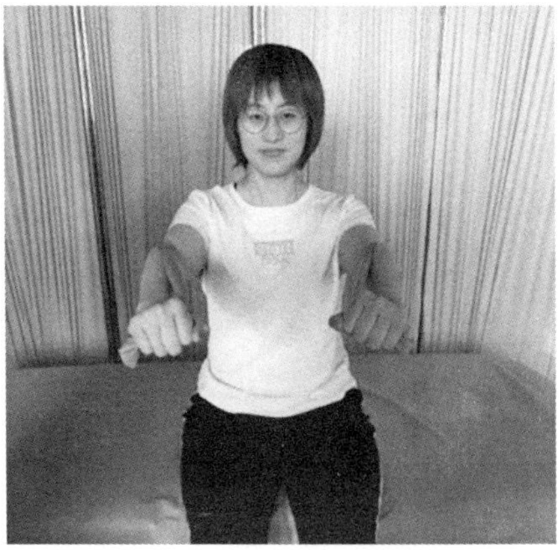

图5-3-3　肩胛骨前伸训练

四、肩胛骨平面训练

三角肌和冈上肌是最主要的盂肱关节上抬肌群，而前锯肌和斜方肌是肩胛骨上旋肌群，在肩关节上抬过程都可得到良好的训练（见图5-3-4）。上述肌肉可维持正常的肩肱节律。

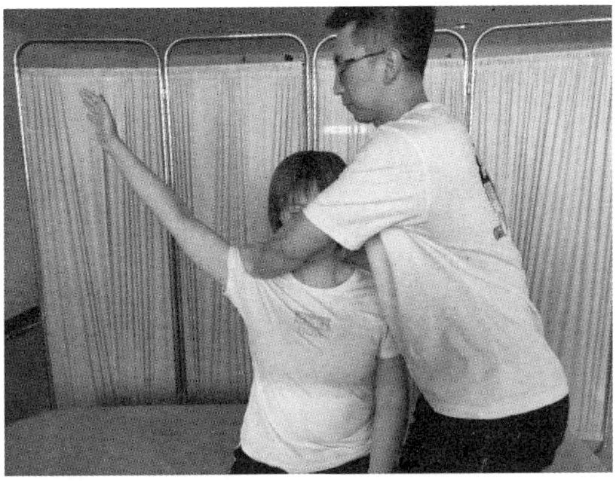

图5-3-4　肩胛平面训练

五、肩关节外旋训练

肩关节的外旋激活了三角肌后部、冈下肌、冈上肌、小圆肌以及使肩胛骨后缩和下沉的肌群。患者可在很多位置下进行肩关节的外旋训练，包括侧卧位下肩关节外展（见图5-3-5），俯卧位下肩关节外展至90°（见图5-3-6），或坐或站位下进行在肩胛骨平面内或额状面内外展不同角度。

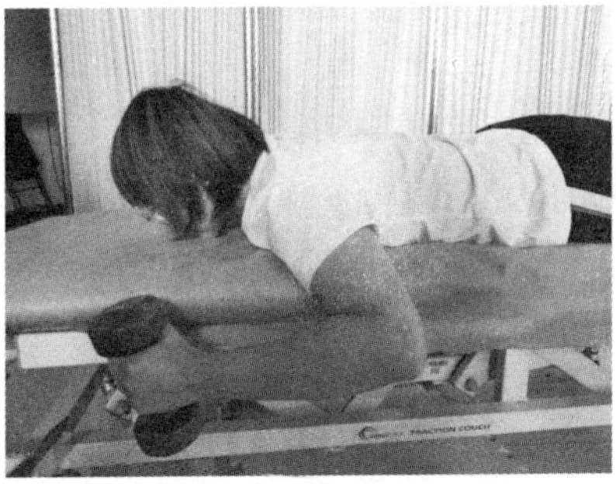

图5-3-5　侧卧位肩关节外旋

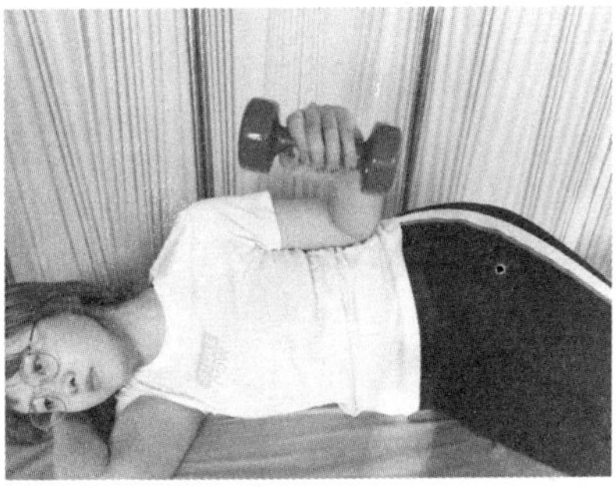

图5-3-6　俯卧位肩关节外旋

六、肩关节内旋训练

肩关节的内旋肌有肩胛下肌、胸大肌、背阔肌、大圆肌和三角肌前部。受试者可在不同姿势下完成肩关节内旋，包括外展0°位、外展90°位，以及这两个位置之间任何角度的姿势。它可以在额状面、肩胛骨平面或者肩关节前屈的不同角度内完成。见图5-3-7。

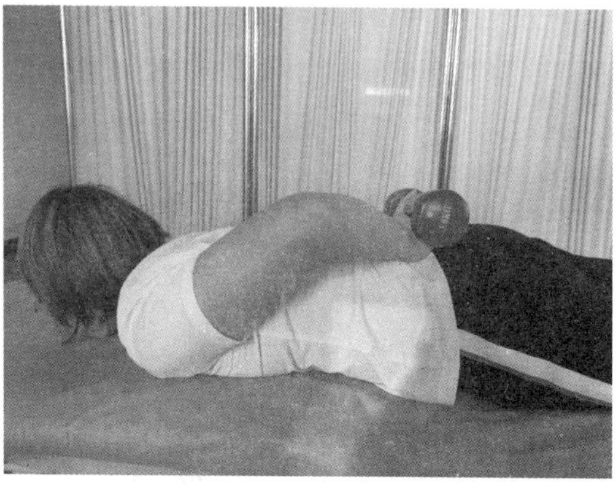

图5-3-7　肩关节内旋训练

七、俯卧位肩关节水平外展训练

受试者俯卧位肩关节水平外展训练经常用来强化斜方肌、菱形肌、后三角肌和冈下肌。见图5-3-8。

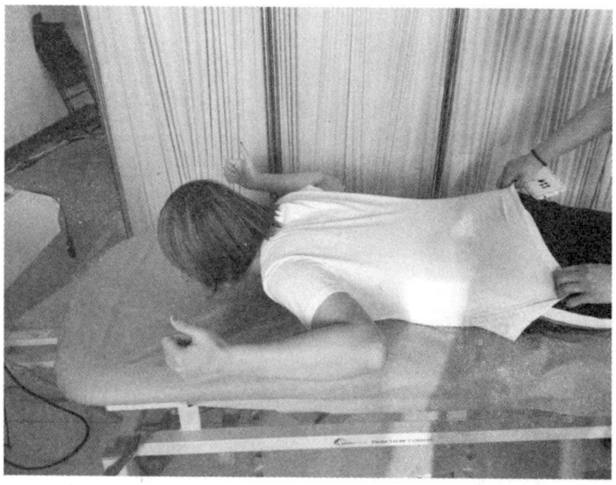

图5-3-8　俯卧位水平外展

八、肩关节对角训练

（一）伴伸展—内收—内旋的对角训练

借用橡胶管抗阻来完成伴肩关节伸展—内收—内旋的对角训练。对胸大肌以及肩袖一般水平的患者来说是一个很好的训练方式。见图5-3-9。

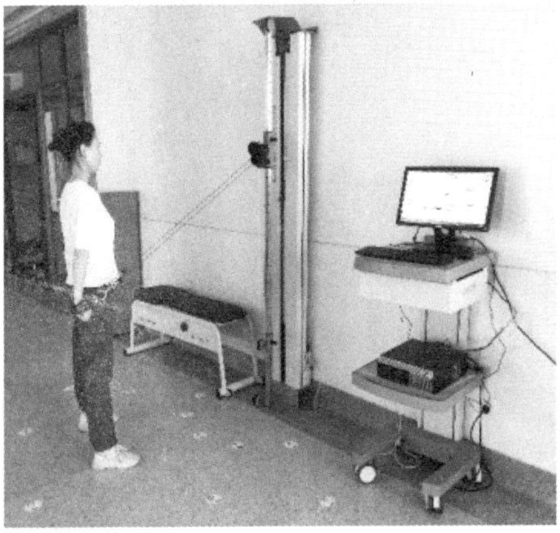

伴伸展—内收—内旋的对角训练

图5-3-9　伴伸展—内收—内旋的对角训练

（二）伴屈曲—外展—外旋的肩关节对角训练

伴肩关节屈曲—外展—外旋的对角训练模式高度激活了前、中三角肌和胸大肌（锁骨头），且前锯肌被最大程度激活。见图5-3-10。

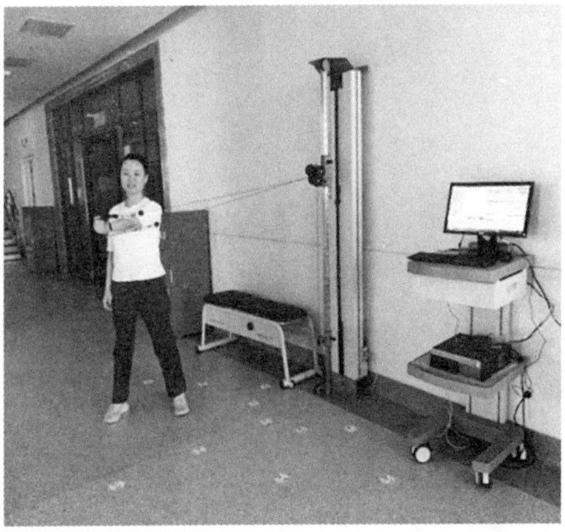

伴屈曲—外展—外旋的对角训练

图5-3-10　伴屈曲—外展—外旋的对角训练

第六章

乳腺癌术后的疼痛管理

乳腺癌手术治疗后可能出现各种术后并发症，尤其是术后慢性疼痛。据流行病学调查，乳腺癌术后慢性疼痛的发病率可达20%～68%，而慢性疼痛主要集中的部位为胸部、腋窝、上臂及肩部。根据表现，可将疼痛分为以下四个类型。一是幻乳痛：已经切除乳房的部位出现疼痛及感觉异常。二是肋间神经痛：无论术中是否行淋巴结清扫，在乳腺癌术后肋间神经分布区出现的疼痛及感觉异常。三是继发于神经存在的疼痛：包括手术瘢痕部位、胸部或手臂由触碰诱发的疼痛。四是由于其他神经的损伤而引起的疼痛：包括胸内侧神经、胸外侧神经、胸背神经及胸长神经损伤引起的疼痛。

如何能够最大限度地减轻患者的术后疼痛，是我们在对乳腺癌术后患者进行疼痛管理时应该重点考虑的问题。乳腺癌常见的术后镇痛方式有：静脉镇痛、局部麻醉、区域麻醉、椎管内麻醉等，除了这些临床阵痛方法外，还有一些康复方法也可缓解患者的疼痛。本章节将总结与乳腺癌术后慢性疼痛相关的一些内容。

第一节　疼痛的发生机制及危险因素

一、发生机制

乳房切除术后疼痛综合征的疼痛性质通常是慢性神经痛，由外周伤害性感受器损伤引起。最常见的是手术时对神经的损伤，尤其是肋间神经的损伤。肋间神经支配上胸部以及上臂上内侧通向腋窝的部分感觉，手术时对腋窝的解剖及牵拉都可能造成神经的损伤。一项研究显示，即使能够做到保留臂丛和外周神经，对神经的牵拉及挤压也会引起乳房切除术后疼痛综合征。

对乳房切除术后疼痛综合征患者进行的一项神经学研究表明，几乎所有患者都可能出现肋间神经损伤。手术方式也影响乳房切除术后疼痛综合征的发病率：保乳手术治疗后疼痛综合征的发病率高于改良根治性乳房切除术后的发病率；在前哨淋巴结活检后发病率较低，因为全腋窝淋巴结清扫的侵入性要比前哨淋巴结活检高很多。值得注意的是，手术不是造成神经损伤的唯一原因，其他原因包括由癌症、放射治疗、神经根型颈椎病、腕管综合征和肩关节周围炎浸润引起的臂丛神经损伤。有研究显示，由手术损伤引起的疼痛通常在术后几周内发生。相反，由癌症或放射治疗等导致的浸润而引起的疼痛通常在5年之后逐渐发生。

二、危险因素

（一）年龄

根据目前的横断面、回顾性、前瞻性研究，年轻女性（年龄小于50，尤其是小于35）是危险因素之一。在一项95名女性乳腺癌手术后慢性疼痛的前瞻性研究中，临床和人口统计学变量（包括手术年龄、乳腺癌史、术前乳腺疼痛、手术类型、癌症状态、放疗、化疗和临床有意义的急性疼痛）与手术后3个月慢性疼痛显著增加的风险相关。在三个其他回顾性研究中结论相似，低年龄是乳房手术后慢性疼痛发展中的重要诱因。在一项研究中证实，年龄与乳房切除术后疼痛综合征之间也存在关联：乳房切除术后疼痛综合征的发生率在30～49岁组中为65%，在50～59岁组中为40%，而在70岁及以上的组中为26%。

（二）急性疼痛的管理

乳房切除术后疼痛综合征属于慢性神经病理性疼痛，而慢性疼痛的发生发展与急性期疼痛的管理有关，最常见的慢性疼痛是由急性术后疼痛管理不当引起的。急性疼痛在年轻、未婚、曾行多次侵入性手术和术前情绪波动较大的女性中更多见。有研究证明，如果对各种原因导致的急性疼痛管理不当，最终将会导致乳房切除术后疼痛综合征的发生。

（三）手术类型

乳房切除术后导致疼痛综合征发生的大部分因素是与手术时的神经损伤有关，因此手术类型也是乳房切除术后疼痛综合征的危险因素。慢性疼痛在保乳手术后比根治手术后更常见。有研究指出，带有腋窝淋巴结清扫的外上象限切除更易引起术后疼痛综合征。腋窝淋巴结清扫用于乳腺癌的精确分期，但其本身可能引发包括神经损伤等的许多并发症，神经损伤后会引起手臂和腋窝的感觉异常，进而引发长期的感觉异常及疼痛。也有人提出，在乳房的手术过程中，尤其是那些涉及腋窝淋巴结清扫的手术中，肋间神经损伤最常见，但是支配乳房及其深部的神经也可能受到损伤，包括胸长神经、胸廓神经、胸外侧神经和胸内侧神经。手术中由于牵引或瘢痕形成的损伤可能导致疼痛综合征。还有调查指明，在经验较少的医院进行的乳腺癌手术，更易引起慢性疼痛症状。在经验丰富的医院行乳腺癌手术，能够减少术后慢性疼痛发生的风险。

（四）术后放疗

乳腺癌的放射治疗本身可能会引起乳房切除术后疼痛综合征。放疗的同时可以使肋间神经进一步损伤，从而使乳房切除术后疼痛综合征恶化。一项前瞻性研究显示，腋窝淋巴结清扫和放射治疗的患者，与单独行修复根治性乳房切除术的患者相比，手术后1～2年会出现明显的胸壁触痛。有人提出，术中腋窝淋巴结清扫加放射治疗的组合治疗会导致上臂的水肿，从而与术后再行放疗相比更易产生疼痛。

（五）慢性疼痛史

在患有慢性神经病理性疼痛的患者中，由于长期的疼痛刺激使中枢神经系统疼痛调节机制的改变及部分脑功能的重塑是其导致乳房切除术后疼痛综合征的可能原因。在这些患者中，长期的外周敏化以及其导致的中枢敏化让患者对疼痛较敏感。在一项250位女性的横断面队列研究中指出，患有慢性头痛的患者较易患乳房切除术后疼痛综合征。

（六）其他因素

其他危险因素包括：遗传敏感性、肥胖、心理社会状况、婚姻状况、就业状况、住房、吸烟、存在围手术期疼痛、较大的肿瘤、手术后并发症（如感染和出血）、术后化疗、手术前抑郁焦虑和心理压力等在乳房切除术后疼痛综合征的发展中可能起重要作用。有一些研究表明：术前焦虑与乳腺癌术后的急性和慢性术后疼痛有关；在乳腺癌手术治疗的患者中，乳房切除术后疼痛综合征在生育过的女性中发生率要低于未生育过的女性；过度使用手臂、紧张、突然运动、寒冷、应激和水肿、手臂压迫和长期站立等都可加剧乳房切除术后疼痛综合征的症状。

第二节　疼痛的管理及治疗

一、药物治疗

随着各种镇痛药物、镇痛技术的发展，在人类与疼痛的长期斗争中，药物镇痛目前仍然是镇痛的主要方法。镇痛药物通过解除或者减轻疼痛，从而改变机体对疼痛的反应，选择性抑制痛觉的产生和传导，从而达到镇痛目的。镇痛药物主要为阿片类药物和非阿片类药物。

（一）阿片类药物

阿片类药物一直被作为术中以及术后镇痛的传统药物，镇痛效果确切，但副作用较明显，短期应用容易发生恶心、瘙痒、便秘、镇静等副作用，而长期应用阿片类药物治疗会产生躯体依赖性、耐受性、痛觉过敏、认知功能障碍、药物成瘾、免疫系统及内分泌系统受抑制等复杂后果。术中使用阿片类药物，除了产生短时间的镇痛作用外，还产生术后长时间的痛觉过敏现象。

（二）非阿片类药物

氟比洛芬酯通过提高疼痛阈值，降低中枢疼痛敏感性，产生镇痛作用，并降低术后慢性疼痛的发生。普瑞巴林通过调节钙离子通道进而起到抗伤害刺激、抗焦虑、抗惊厥等药理功能。并且有研究证明，将其应用于乳腺癌术后疼痛的治疗中，获得有效的术后镇痛，但未能明显影响乳房切除术后疼痛综合征的发生率。曲马朵是一种人工合成的非阿片类镇痛药，它除了可以与中枢阿片受体相结合产生镇痛作用，还可以通过提高痛阈达到镇痛效果。利多卡因是临床上常用的局部麻醉药和抗心律失常药，研究发现，利多卡因静脉注射可以减少乳腺癌术后疼痛的发生率。有研究证明利多卡因可以减少术后6个月乳房切除术后疼痛综合征的发生率。利多卡因作为一种离子通道阻滞药物应用于围术期镇痛效果确切，但是其作用机制尚未完全明确，所以需要进一步的临床研究来验证其应用的安全性和有效性。

二、康复治疗

（一）物理疗法

物理疗法是康复治疗的主体，它使用包括声、光、冷、热、电、力（运动和压力）等进行治疗。主要疗效有促进血液循环，改善局部组织的营养，提高细胞组织的活力，加快病理代谢产物的吸收或排除，促使伤口愈合，消除炎症；对神经系统可起抑制和兴奋的作用，前者能镇静、止痛和缓解痉挛，后者有助于治疗神经麻痹、知觉障碍、肌无力和肌萎缩等；提高体温和心血管系统的调节能力，增强抵御疾病和适应环境变化的能力。

（二）音乐疗法

音乐能够减轻神经源性疼痛。作为一种安全无害的干预措施，音乐疗法不仅方便、廉价，还能够在不增加风险的前提下对患者进行治疗。

一项研究显示，将120例接受乳腺癌根治术及术后自控镇痛的女性患者随机分为干预组和对照组，干预组在常规护理的基础上接受音乐疗法，时间持续至第3次住院化疗；对照组只接受常规护理。分别在术后第1天、出院前1天、第2次和第3次住院化疗时对患者进行简式麦氏疼痛问卷评分，两组疼痛评分均随时间推移呈下降趋势，干预组评分低于对照组。这为音乐疗法在短期和长期内均可缓解乳腺癌术后疼痛提供了证据。

（三）认知疗法

认知疗法是20世纪70年代发展起来的一种心理治疗技术。它是根据认知过程影响情感和行为的理论假设，通过认知和行为技术来改变患者不良认知的一类心理治疗方法。

一项研究显示，应用正念的认知疗法治疗原发性乳腺癌患者术后疼痛，使用简式麦氏疼痛问卷进行评定，采用混合线性模型评价治疗效果，随访6个月，患者疼痛强度显著下降。

（四）虚拟现实技术

虚拟现实技术是指利用计算机构建出与现实环境十分逼近的虚拟环境，并支持用户与之直接进行自然交互的技术。它最初起源于美国军方需求，现已扩展到其他的研究和应用领域，康复医学也是其中之一。

一项研究报道，整合性认知和身体康复的虚拟现实治疗在乳腺癌术后疼痛综合征中的应用，治疗依托于虚拟现实技术训练设备，可追踪手臂位置、检测握力和调整支撑前臂的力量，并提供三维定制一体化康复游戏训练。6例乳腺癌术后疼痛综合征患者接受为期8周的康复训练，随着训练的进行，游戏复杂性、桌面倾斜度和会话长度逐步增加。患者治疗结束后，数字分级评分显示，疼痛程度平均下降约20%；患者的认知状况、肩关节活动度、力量和抑郁症状也有所改善。

（五）经皮神经电刺激

经皮神经电刺激已广泛用于临床疼痛的治疗。多项研究显示，经皮神经电刺激可以显著降低疼痛强度和减少患者的镇痛需求。但经皮神经电刺激在治疗乳腺癌术后疼痛综合征中的表现并不尽如人意。通过随机对照试验比较经皮神经电刺激、经皮脊髓电镇痛和安慰剂的疗效，所有这三种干预措施对疼痛和生活质量都呈现有益的影响，但没有证据表明经皮神经电刺激或经皮脊髓电镇痛比安慰剂更有效，这可能是由于治疗引起的个人心理因素改善所致。

（六）中医康复

中医康复对疼痛有独特治疗方式，针灸镇痛就是其中之一。

一项研究显示，对一例47岁乳腺癌术后疼痛综合征患者进行针灸治疗，患者曾尝试多种镇痛药物均未取得满意效果，运动疗法也由于疼痛不能有效进行。取中府、膻中、乳根、食窦、大包、百会、合谷、三阴交、昆仑穴，得气后留针20～30分钟，每周1次，共8周。数字分级评分显示，治疗前，患者平均痛感为5，长时间使用手臂后为10；3次治疗后，疼痛得到很大改善；8次治疗后，患者自述疼痛消失，仅胸部残余轻微不适。

三、其他镇痛方法

目前临床工作中，大部分患者术后采用自控镇痛技术进行术后镇痛，并常采用阿片类药物复合非阿片类药物和其他辅助药物，从而达到术后镇痛、镇静、止吐等效果。虽然患者自控镇痛技术可以提供良好的术后镇痛，但目前更提倡多药物、多模式镇痛法，以减少部分药物的副作用，提高镇痛效果。

（一）高位硬膜外麻醉

高位硬膜外麻醉指通过硬膜外间隙留置导管给药，可以提供充分的镇痛效果，但操作风险较大，随着一些新的药物和技术的发现，该方法已较少应用于临床。

（二）胸椎旁神经阻滞

胸椎旁神经阻滞指通过注射局部麻醉药物到胸椎旁神经穿过椎管的位置，可以满足一侧胸壁的镇痛。有大量研究显示，在手术开始之前进行胸椎旁神经阻滞可以预防乳腺癌术后神经病理性疼痛的发生。

（三）胸壁神经阻滞

胸壁神经阻滞是对胸壁的目标神经进行阻滞的辅助镇痛手段。在乳腺癌根治手术中联合阻滞胸壁的目标神经，会使术中及术后阿片类药物的用量大大减少，镇痛效果确切，术后恶心、呕吐发生率低，并且该操作简单易学，通过超声定位准确，镇痛效果明显。

（四）前锯肌平面阻滞

前锯肌平面阻滞作为一种新的肌肉筋膜平面阻滞方法，可以阻滞患侧胸壁肌肉之间分布的肋间神经，从而产生有效的阻滞效果。前锯肌平面阻滞技术作为一种继胸椎旁神经阻滞之后较新的胸壁手术镇痛措施，还需进一步的研究来探讨其安全性和有效性。

第七章

乳腺癌术后其他常见并发症的管理及治疗

乳腺癌术后并发症除了常见的出血、积液、皮瓣坏死、上肢水肿等之外，还有睡眠障碍、消化系统紊乱、营养不协调和心理障碍等。患者的睡眠不足极易引发患者机体以及意识的紊乱，不利于患者术后体力和精神的恢复。乳腺癌术后因化疗导致的恶心、呕吐、食欲缺乏、腹胀等消化不良反应亦严重影响生活质量，并且化疗也极易影响患者饮食，严重的胃肠道反应将会减少食物的摄入，如果不及时纠正营养不良的情况，极易导致化疗周期中出现免疫力下降或耐受性差等情况。癌症病变后多数患者会陷入情绪障碍，抑郁、焦虑情绪严重，心理承受力差的患者还可能有自杀倾向，且对乳腺癌治疗不配合，有乳腺癌扩散的可能。综上所述，乳腺癌术后除了要预防和治疗常见的并发症外，上述这些并发症的管理也不容忽视。

第一节　乳腺癌术后睡眠障碍的治疗

近年来，随着人们生活方式的改变和工作压力的增大，乳腺癌的发病率日益升高，不仅影响患者身体健康，而且还威胁患者生命安全。乳腺癌的治疗时间长，随着频次的增多，会产生一系列不良反应，如：睡眠障碍、恶心、呕吐等。睡眠障碍是乳腺癌患者治疗过程中极易出现的症状之一，且患者术后发生睡眠障碍的概率明显高于其他手术治疗患者。患者的睡眠不足极易引发患者机体以及意识的紊乱，不利于患者术后体力和精神的恢复，对患者的手术预后效果造成严重的消极影响，能够保证患者拥有充足和优质的睡眠，对巩固手术治疗效果，提高患者治疗后的生命质量具有重要意义。

一、睡眠障碍的常见原因

（一）手术后患者体位不适

患者手术治疗后返回病房处于意识未清醒的状态，要取去枕平卧位，将患者的头部偏向一侧避免呛咳，此体位保持5小时左右，禁食禁饮。患者若卧床时间太久，则会出现肢体麻木、腰背酸痛的情况。同时，患者术后要在胸壁放置好引流管，实施负压吸引积液的措施，有利于促进皮瓣的愈合。患者放置引流管后，会因为担心引流管脱落而长期维持一个体位，要采用腹带和胸带加压包扎处理，若压力不合适则会导致患者受压迫，从而导致患者睡眠质量下降。

（二）切口疼痛影响

每个患者的切口疼痛耐受度不同，同时由于生活经历和受教育程度的差异，对疼痛也有不同的定义。一般疼痛最强的时间段就是麻醉消退的时候，而且由于夜间患者受到的刺激较少，疼痛感会格外敏感，对睡眠质量造成影响。

（三）心理因素

大多数患者术后都会出现焦虑、抑郁等不良情绪，从而影响睡眠质量。患者对手术治疗效果抱有很大的期望，但同时也担心术后的康复效果，而且患者会排斥化疗治疗，尤其是女性患者比较敏感，考虑的问题也很多，从而出现失眠情况。

（四）环境改变

病房中床位拥挤、医院环境嘈杂等都会对患者的睡眠造成极大的影响。患者术后当天需要采用心电监护监测生命体征变化，或由于个人因素需要实施夜间治疗，也会造成睡眠质量的降低。同时，手术后48小时内，每间隔2小时要观察1次患者的皮瓣运行情况，监测皮瓣的温度，定时挤压引流管，这些因素都对患者的睡眠造成影响。

（五）年龄

对于乳腺癌患者而言，中年患者往往存在更多的睡眠障碍，主要是由于中年患者在家庭中扮演着重要角色，同时也是家庭的经济支柱。随着年龄越轻，乳腺癌根治术后患者乳房的缺失使其承受较大的心理压力，进而出现睡眠障碍。

（六）经济状况

由于乳腺癌治疗需要耗费较大的经费，庞大的医疗费用使患者和家庭成员需要承担沉重的经济压力，常常表现出焦虑等不良心理，进而难以入睡。

（七）居住在中小城市

长期居住在中小城市的患者，睡眠时间低于农村患者，而睡眠时间直接关系到睡眠质量。中小城市的环境污染较严重，且生活节奏较快，面临较大的压力，不利于睡眠。

（八）每周锻炼次数少

若患者每周锻炼次数较少，将直接影响睡眠质量。已有学者通过研究表明：每周安排3次以上的锻炼，利于癌症患者的恢复。定期进行有氧运动，可使人产生轻度疲劳感，促进患者入睡及深度睡眠，从而改善睡眠质量。

二、临床干预

（一）传统医学的治疗方案

乳腺癌术后睡眠障碍的传统医学治疗方案主要包括：针灸、中药、耳穴等。中医药通过调整人体脏腑气血阴阳的功能，常能明显改善睡眠状况，且不引起药物依赖及医源性疾患。治则以补虚泻实，调整脏腑气血阴阳的基础上，辅以安神定志是本病的基本治疗方法。实证宜泻其有余，如疏肝解郁，降火涤痰，消导和中；虚证宜补其不足，如益气养血，健脾、补肝、益肾。实证日久，气血耗伤，亦可转为虚证，虚实夹杂者，治宜攻补兼施。安神定志法的使用要结合临床，分别选用养血安神、镇静安神、清心安神等具体治法，并注意配合精神治疗，以消除紧张焦虑，保持精神舒畅。养成良好的生活习惯，如按时睡觉，不经常熬夜，睡前不饮浓茶、咖啡，保持心情愉快及加强体质锻炼等，对失眠的防治有重要作用。

（二）现代医学的治疗策略

现代医学针对乳腺癌患者睡眠障碍的治疗策略有：

1.体位干预

在术后需要做好患者的体位干预，指导患者做肢体被动以及主动训练，病情稳定下应确保患者处于比较舒适的体位，促使患者睡眠质量的提升。

2.缓解疼痛

合理缓解术后切口疼痛，为患者连接镇痛泵，以取得良好镇痛效果。此外，还可借助注意力转移法来缓解疼痛。

3.心理疏导

护理人员在术后需要密切观察患者的心理状况，结合患者心理特征予以个性化心理疏导。

4.病房环境管理

对于术后送至普通病房的患者，需要做好病房环境的干预，调节室内温、湿度在适宜水平，白天应尽可能避免睡眠，在夜间则为患者营造温馨舒适的病房环境。

5.术后疼痛及护理

术后疼痛是导致术后睡眠障碍最常见的因素。乳腺癌手术对患者心理应激的影响更加重了疼痛的感知，术后患者心理应激反应普遍比较大，引发疼痛生理反应，增加了术后疼痛感感知。医护人员应该认真倾听患者主诉，细心观察患者反应，让患者能自主说出心中的顾虑、担忧等，然后及时进行针对性心理疏导。

6.肢体活动

乳腺癌患者切除术后，清扫患者的腋窝淋巴，患者术后上肢活动受限，也可能会出现上肢麻木、肿胀等，另外胸壁及腋窝下负压引流管的放置，让肢体活动受限，严重影响患者的睡眠质量。术后应该密切观察患者的血流情况，抬高患者的患肢，帮助患者采取舒适卧位进行休息，做好引流管放置护理，固定避免弯曲、受压等，保持引流管畅通，增强患者舒适度，改善患者睡眠。

第二节　乳腺癌化疗后对消化系统的影响及治疗

一、化疗后对消化系统的影响

乳腺癌患者因化疗导致的恶心、呕吐、食欲缺乏、腹胀等消化不良反应会严重影响生活质量，部分患者甚至放弃治疗，不利于临床预后改善。

目前，消化不良已成为乳腺癌化疗后患者常见不良反应之一，中晚期乳腺癌患者化疗后合并消化不良比例可达20%～50%，此类消化不良与化疗药物对于机体神经内分泌调节系统影响密切相关，属于功能性消化不良范畴。已有研究显示，胃肠激素分泌异常是诱发功能性消化不良关键因素，而在恶性肿瘤化疗后，消化不良患者中胃肠激素分泌异常比例超过90%。

一些研究发现，年轻（尤其是小于50岁）女性患者接受化疗后发生消化不反应风险高于老年患者，原因可能在于年轻患者通常使用更高剂量的化疗方案有关。

二、化疗后消化系统的治疗

（一）化疗前饮食管理

第一，化疗前由责任护士向患者及家属进行必要的健康教育，使其充分认识化疗的不良反应和防治措施，以减轻患者的恐惧心理。通过健康教育使患者了解营养状况关系到疾病的治疗效果，让患者能主动参与饮食护理。

第二，制订营养计划。对患者进行营养评估，制订个体化的营养方案，增加营养储备，补充体力。化疗前应进食高碳水化合物、高蛋白质、高维生素、低脂肪的食物，可用红枣、人参、黄芪、当归等炖鸡、鸭食用，以补气生血。

（二）化疗中饮食管理

化疗时，应食用高热量食物，以保证机体营养需要，增强体力；补充足量的维生素类食物，比如维生素C，可多食柿子、橘子、猕猴桃、芥蓝、菜花等；补充维生素A，可多食用动物的肝脏、鱼、牛乳、蛋类、菠菜、西兰花、胡萝卜等。在饮食时间、饮食方法、食物选择上给予具体指导。

时间上，化疗前2小时不进食，避免因食物囤积在胃部，导致恶心、呕吐；化疗2小时内患者的消化道反应较重，应避免进食；将早饭提前1小时，晚饭推迟1小时；或根据个人情况，选择胃肠道反应轻时进食。

方法上，每次饮食量为正常量的一半，采用少食多餐的办法；饮食不可过快，要充分咀嚼，保证食物消化；饭后不能立即躺下，避免出现食物反流，饭后注意口腔清洁护理。食物以清淡饮食为主，选择诸如豆类、水果、蔬菜等，以软食为主食；避免过冷、过热、过酸、有刺激性的食物，如咖喱、辣椒、大葱等；进食时不宜多饮水，进食前1小时最好别饮水。不进食时多饮水，每日饮水量在2000～3000毫升以上，可增加药物毒素代谢，减少对肾脏的损伤。若患者不良反应较重，无法正常进食时，不应强迫其进食，避免加重患者的心理压力，必要时给予肠外营养。

（三）腹泻

给予清淡易消化的食物，选择纤维含量少的食物，避免油脂过量，避免乳制品，选用含钾量高的食物，如患者腹泻严重，及时静脉补液，维持水、电解质平衡。

（四）便秘

便秘是患者化疗后的常见胃肠道反应之一，化疗相关性便秘不仅给患者带来极大痛苦，更影响化疗耐受性。目前，乳腺癌患者在治疗期间便秘的因素多为化疗药物导致胃肠道平滑肌受到神经毒性作用而蠕动减缓，再者患者化疗期间若呕吐严重，导致体液丧失，食欲变差，机体水分摄入不足，以及焦虑的情绪也会造成盆底肌群的紧张，从而加重了便秘，严重影响着患者的生活质量与治疗效果。

其治疗主要为：多进食粗纤维及豆类等食物，多食新鲜蔬菜、水果，多饮水或果汁，多食萝卜、蒜苗、生黄瓜等可产气食物，以增加肠蠕动，增加饮水量，晨起喝淡盐水或蜂蜜水，若情况允许可快速喝水效果更好。同时，鼓励患者适当运动，养成定时排便的习惯；给予腹部顺时针走向，从右到左沿结肠走行按摩，每日2～3次，每次20～30分钟，以增加肠蠕动，促进排便。

1.经皮穴位电刺激治疗

经皮穴位电刺激治疗是近年来发展起来的一种神经刺激疗法，是通过皮肤穴位将特定低频脉冲电流输入人体以达到治疗作用的电疗方法。其可以产生与电针同样的针刺效果，已广泛应用于痛症、功能性消化不良等治疗。按照中医子午流注理论，早晨05：00—07：00是大肠经气血旺盛之时，取天枢、大横穴，给予电刺激，能促进肠蠕动，且加强特定穴位发生作用，促进排便。

2.穴位按压

空腹或餐后1小时，按摩前排空膀胱，方法如下：

（1）患者坐位，推擦腰骶部，医者立于患者后侧，两手五指并拢，以掌根贴于同侧的腰骶部，适当用力自上而下推擦数次，直至腰骶部发热为度，随后用两拇指按压双侧脾俞、胃俞、肾俞、大肠俞、八髎。

（2）患者取舒适仰卧位，松弛腹部肌肉，点按中脘、天枢、关元、气海穴，按压穴位以酸胀为宜，每穴1分钟。整个操作过程中用力要均匀、柔和，随时询问患者对按压的反应，如有不适，及时调整力度。

3.耳穴贴压

取穴：大肠、直肠下段、三焦、肺穴。

方法：用75%酒精清洁耳穴周围皮肤（对酒精过敏者可用温水清洁皮肤）。用探棒按压穴位寻找压痛点，用镊子将王不留行放于防过敏胶带中间，贴于所选耳穴，用手指按压。每次单耳贴压，双侧耳郭交替进行，2天更换1次。指导患者手指按压刺激，每日3～4次，每次每穴按揉60秒，按揉时力度适中，以耳穴处有酸、麻、热、胀、痛“得气”感为佳。

第三节　乳腺癌术后的营养问题

一、饮食

（一）饮食的作用

目前，手术是治疗乳腺癌疾病的主要手段，化疗则属于综合治疗乳腺癌患者的关键。化疗可以明显改善患者的生命质量，提高患者生存率，但化疗也存在很大的副作用，使患者身心遭受痛苦。化疗期间患者易出现不良反应，导致身体生物节律出现失衡情况，并且患者易出现恶心、呕吐等胃肠道症状，极易影响患者饮食，严重的胃肠道反应将会减少食物的摄入，如果不及时纠正营养不良的情况，极易导致化疗周期中出现免疫力下降或耐受性差等情况，若患者营养供应不能维持患者身体进行化疗，极易加重患者病情，影响化疗顺利进行。

临床对近些年多数癌症女性死亡因素进行了调查，主要是因为患者肠道障碍而引发的胃肠疾病，从而降低患者身体抵抗力。近年来有多数研究表明“科学的饮食可以有效改善患者体内营养状况，从而减少化疗期间产生的毒副作用”。在了解患者身体状况后，根据患者个人口味搭配食物色泽、营养均衡、热量和蛋白质摄入量来增强患者食欲，并保证可以补充患者身体所需的营养成分，促进患者化疗顺利进行，从而提高患者的生活质量，并且在此期间通过纠正患者的不良饮食习惯，保证饮食指导可提高患者身体免疫力，缓解患者病情严重性，并有效减少化疗期间不良反应的发生。

（二）化疗期饮食

癌症是一种消耗性疾病，即使活动量降到最低程度，其代谢率仍然偏高，引起体内的脂肪和蛋白质大量丢失。加之化疗期间药物的细胞毒性作用，引起倦怠、乏力、恶心、呕吐、腹泻等症状，使患者不思饮食，造成营养不良。

1.化疗期间营养支持

癌症使机体处于高分解状态，对营养物质的需求较大，需要补充较多的营养物质，才能满足化疗药物对身体的损耗。蛋白质是癌症病人的主要营养物质，也是免疫功能的物质基础，当蛋白质和热量缺乏时，则会使机体白细胞、抗原抗体、免疫球蛋白下降，造成机体免疫功能低，而形成恶性循环。正常情况下，癌症病人宜选用优质蛋白质，动物蛋白占40%～50%，如瘦肉类、畜禽、鱼虾类、乳类。糖类是肌体热量的主要来源，癌症病人每日需要量350～500 g，如摄入不足，则会消耗机体的蛋白质，引起肌肉分解代谢，使体质迅速下降。保证维生素的补充，如维生素C是一种抗氧化剂，对肿瘤有辅助治疗作用。

2.化疗知识宣教

良好的心理体验有利于减轻恶心呕吐反应。化疗知识宣教可减轻病人的紧张、恐惧心理，创造机会让病人互相认识、互相交流，树立起战胜疾病的信心。首次化疗时，一定要做好有关化疗胃肠反应、骨髓移植等副反应的应对措施的宣教，告诉病人不是每个病人都有胃肠道反应，缓解病人的紧张情绪。

3.合理安排进食时间

传统的少食多餐法，即不规定进食时间，每日3餐～5餐，进食量自由控制。少食多餐使胃肠处于扩张状态，胃机械性扩张刺激了交感和副交感神经，使呕吐症状加重。食物消化时胃处于高血流状态，使胃肠道化疗药物的浓度明显增加，刺激了胃肠道黏膜神经末梢，加重了胃肠反应。因此，主张采用两餐制。

化疗前3～5小时进食早餐，化疗结束后2小时进食晚餐。两餐制的原理：胃排空时间为3～4小时，化疗时胃已基本排空，胃内压力降低，如07：00早餐，10：30开始化疗，当大量化疗药物进入体内，胃内容物已基本排空，胃黏膜刺激减轻，从而减轻恶心呕吐反应。

（三）康复期饮食

康复期是指患者经过一段时间的治疗后，体内的癌细胞被全部清除或残留少量但也进入静止状态。这个时期的患者重点要进行一些辅助治疗、功能恢复和经常性检查，以防止乳腺癌的复发。

在康复期间，除上述措施外，患者的生活习惯和饮食因素对预防乳腺癌复发也是十分重要的。预防乳腺癌复发的生活原则为建立良好的饮食习惯，选择有营养和健康的食品；维持正常体重、避免肥胖；禁忌吸烟饮酒等不良生活习惯；培养体育锻炼的习惯和建立良好的生活心态。预防乳腺癌复发的饮食原则为控制膳食的总热量和脂肪的摄入，这是维持正常体重、避免肥胖的基础；控制食物中脂肪的摄入量，一般应控制在膳食总热量的15%左右；脂肪种类应包括动物脂肪和植物油，两者的比例是1∶1；提高蛋白质的摄入量，多吃优质蛋白，如豆类蛋白、鱼肉、鸡或禽类食物；吃新鲜的蔬菜水果，大量补充天然维生素和纤维素，最好每天吃500～1000 g蔬菜水果；多吃海产食品，包括小鱼、小虾、海带等等，以补充碘、硒、钼、锌等微量元素；不吃霉变、腌制、油炸和熏烤的食品；不吃不易消化、辛辣刺激性的食品。

中药的食疗对于预防乳腺癌的复发也有很重要的意义，患者可以经常性地在膳食中加入一些中药制成的保健食物，常用的中药根据作用可以分为具有抗癌作用的人参或参须、冬虫夏草、百合、灵芝、黄芪等；具有提高机体免疫功能的灵芝、当归、芦笋、刺五加、黄芪等；具有补血和提高白细胞功能的当归、川芎、三七、银耳等；具有滋阴补养作用的阿胶、龟板、西洋参等。（具体入药请详询专业医生）

（四）术后脾胃不和的饮食调理

放化疗引起患者食欲不振、呕吐、腹泻等胃肠道反应，严重的会影响营养的吸收利用，造成患者体质下降、消瘦，甚至恶病质。这时保护患者的脾胃功能是关键，患者术后在饮食方面应注意以下几点。

一是辩证施食，根据不同的病症选配食物。如虚证宜用补益之品，实证宜用祛邪之品，里寒证宜用温热发散之品，里热证宜用清泻之品。阳虚者应食热食品，如荔枝、牛肉、狗肉等；阴虚者应食滋阴清泻之品，如百合、银耳等；不分寒热虚实，一律蛮补，难以达到帮助病人康复的目的。如甲鱼属凉性滋阴之品，胃寒者不宜食用；鳝鱼属温补，适合于胃寒者。

二是饮食宜与四时气候相适应。四时气候交替，人类必须顺应自然规律而不可悖。春夏阳气旺盛，万物生机盎然，应尽量少食狗肉、羊肉等温热之品；秋季干燥，万物肃杀，病人常口干舌燥，应尽量少食辛热食物，多食水分多的水果；冬季严寒，应少食寒凉食物以防伤胃，宜进温补之品，如橘子、牛肉、羊肉等。

三是根据不同的治疗调理饮食。放疗期间，病人由于接受放射线治疗，出现内热阴虚证，常见口干咽喉疼痛、黏膜溃疡等，应补充养阴生津之品，如新鲜蔬菜、水果，忌食辛辣刺激食物。术后患者元气大伤，消化吸收功能下降，应以顾护脾胃为关键，不可一味投入补品，多以粥、汤等易消化食物为主。化疗病人出现气血亏虚之证，宜进益气补血之品，如西洋参、黄芪、枸杞等。

二、肠道菌群

（一）肠道菌群的概念

人类胃肠道中生活着一个复杂多样的微生物群落，由数以万亿计的微生物组成，包括不同种类的细菌、病毒、古生菌和真菌。它们所编码的基因数量大约是人类基因组的150倍。人体肠道菌群在消化、代谢等生理活动中起着重要的作用，对人体的健康至关重要。例如，它们帮助人体消化吸收自身不可消化的碳水化合物（膳食纤维）、合成维生素B和K，代谢内源性和外源性物质以及免疫发育等。它还积极参与先天免疫和细胞介导的免疫，帮助维持肠道屏障功能，并协助对致病菌产生适当的免疫反应。宿主和肠道菌群之间的互惠共生关系对于维持肠道内的平衡稳态至关重要。这种共生关系使宿主受益，然而，肠道菌群的任何紊乱都可能破坏这种关系，造成菌群失调，从而可能对宿主造成有害的影响，并促进不同疾病的发生。

肠道中某些特定微生物的丰度差异或者某些细菌物种的存在，能产生致病性，促进疾病的发生。比如，幽门螺旋杆菌感染可能增加胃癌和胃黏膜相关淋巴组织淋巴瘤的风险。但是，最近的证据表明，人类疾病不只是归因于单一的病原体，而是归因于微生物群落的整体变化。疾病在更大程度上是由于菌群失调引起的宿主与菌群之间共生关系的改变，从而导致某些有害菌的大量繁殖而导致发病。比如，宿主与肠道菌群共生关系的改变在结肠癌的发生中发挥重要作用。在此背景下，菌群整体多样性的降低与结直肠癌相关，单一细菌物种（具核梭杆菌）的丰度增加与结肠癌发生和淋巴结转移的可能性增加有关。但是，脆弱拟杆菌可通过调节肠道炎症性免疫反应，对结肠炎具有保护作用。胃肠道菌群也可以对身体的其他部分产生长距离的影响。例如，肠道细菌可能通过促炎症性微生物相关分子模式和细菌代谢物促进肝癌的发生，两者均通过门静脉到达肝脏。除了通过调节不同的信号通路来调节炎症和影响宿主细胞的遗传稳定性以外，肠道菌群还可以通过肠肝循环影响雌激素的代谢通路而与癌症发生相关。因此，某些肠道微生物可能通过促进抗肿瘤免疫和免疫监测，或者通过调节全身雌激素水平，在乳腺癌的发生中发挥作用。

（二）肠道菌群与乳腺癌之间是否存在联系

目前，针对乳腺癌与肠道菌群关系的研究还比较少。肠道中的许多细菌可以编码代谢雌激素的基因，因此，肠道菌群的紊乱可能会导致循环中的雌激素及其代谢物水平升高，从而增加乳腺癌的风险。雌激素的代谢发生在肝脏，在那里它们被灭活成为活性较小的雌酮和雌三醇，并与葡萄糖醛酸、硫酸盐或脂肪酸结合，增加水溶性，最后一部分通过尿液排出，一部分通过胆汁排入肠腔，最终随粪便排出。然而，在肠腔内，肠道细菌编码的β-葡萄糖醛酸酶可以将雌激素去结合成游离雌激素，然后通过肠肝循环再吸收，到达不同的器官，比如乳房。雌激素的再吸收导致其浓度升高，诱导雌激素诱导生长因子的合成，具有致癌的潜力。此外，细菌的β-葡萄糖醛酸酶也可以参与外源性雌激素的去结合作用，导致雌激素通过肠肝循环再吸收，从而增加雌激素在机体内的停留时间。

肠道菌群可以影响女性机体雌激素的功能，雌激素是女性机体最原始的性激素，肠道菌群的定殖会决定雌激素产生后是存留在机体内，还是会随着尿液和粪便而排出体外，循环在机体中的雌激素及其代谢产物的水平和女性绝经后患乳腺癌的风险直接相关。2014年，美国癌症研究所的研究人员对60名健康的绝经女性的尿液和粪便样品进行了分析。研究发现，肠道菌群的组成和多样性与雌激素的代谢模式相关，相比肠道菌群多样性较低的女性来讲，那些机体肠道菌群多样化高的女性，机体中雌激素代谢产物与母体雌激素的比值往往较高，她们患乳腺癌的风险也会降低。其中，梭菌目细菌丰度与雌激素代谢物与母体雌激素的比值呈正相关，而拟杆菌属细菌与其比值呈负相关。

其他一些研究，通过不依赖于雌激素的途径主要关注了肠道菌群和乳腺癌风险之间的关系，比如，肠道细菌可能通过肠道-乳腺途径进入乳腺。2015年，美国的研究人员分析了48例绝经后乳腺癌女性和48名健康女性的粪便和尿液样本。与健康女性相比，乳腺癌患者的粪便菌群发生明显改变，α-多样性降低，且不依赖于雌激素水平。乳腺癌患者粪便中的梭菌属、栖粪杆菌属和瘤胃球菌属细菌的相对丰度较高，而多尔氏菌属和毛螺菌属细菌水平较低。

肠道菌群也与肥胖有关。众所周知，肥胖女性比健康体重的女性患乳腺癌的风险更高，特别是在绝经后。在肠道内，厚壁菌门和拟杆菌门是参与包括膳食纤维和多酚在内的难消化营养素的代谢的两个主要细菌门。一些研究表明，胖人与瘦人相比，厚壁菌门和拟杆菌门的比例更高。2017年，来自法国的研究人员分析了31名早期乳腺癌女性的粪便样本，其中部分患者超重或肥胖。研究发现，根据患者身高体重指数的不同，粪便总细菌数以及厚壁菌门、普氏栖粪杆菌和布劳特氏菌属细菌数量也存在明显差异，超重或肥胖的乳腺癌患者的细菌数量较低。

乳腺癌相关的炎症与肠道菌群之间的潜在联系是分泌型免疫球蛋白（IgA），这是由肠道黏膜中的浆细胞产生的，通过识别和调节肠道菌群组成在维持黏膜屏障的完整性中发挥重要作用。IgA可以通过直接结合菌群以调控其定殖水平。2018年的一项病例对照研究也调查了免疫和炎症在乳腺癌风险中的作用，研究发现，乳腺癌患者组和健康对照组的IgA阳性菌群组成明显不同。乳腺癌患者的IgA阳性菌群组成明显不同，细菌丰富度和多样性更低，这表明肠道菌群可能会通过改变免疫途径来影响患乳腺癌的风险。

研究人员也对不同临床特征的乳腺癌患者的肠道菌群组成进行了调查。一项研究发现，双歧杆菌属和布劳特氏菌属细菌的绝对数量，普氏栖粪杆菌和布劳特氏菌属细菌的比例都随着临床分期的不同而不同，与乳腺癌一级患者相比，三级患者的布劳特氏菌属细菌的绝对数量更高，表明肠道菌群可能与乳腺癌的发展演变有关。

（三）肠道菌群失调如何影响乳腺癌的转移

1.肠道菌群失调导致乳腺内炎症和髓样细胞浸润增加

肠道菌群对于维持全身和局部的免疫平衡非常重要，因此肠道菌群失调可能会破坏乳腺组织的免疫平衡。肠道菌群失调期间，血清和乳腺组织微环境中参与髓样细胞浸润的趋化因子都明显增加。因此，肿瘤和组织微环境之间的相互作用可能导致肠道菌群失调的小鼠持续的炎症和髓样细胞向这些组织的浸润。确实，在整个肿瘤进展过程中，有更多的髓样细胞，特别是M2样巨噬细胞浸润到乳腺肿瘤和癌旁正常组织。巨噬细胞是乳腺肿瘤微环境中最丰富的细胞类型之一。在患者中，肿瘤中巨噬细胞的增加与激素受体阳性乳腺癌患者的生存率显著降低相关。巨噬细胞增加血管生成，逃避抗肿瘤免疫，并促进肿瘤细胞向远端部位转移和扩散。因此，M2样巨噬细胞的积累可能直接参与了肠道菌群失调诱导的乳腺癌转移增强。

乳腺内的炎症也会增加乳腺癌的易感性，因为患有乳腺良性肿瘤的女性中，那些后来发展成乳腺癌的患者的组织内炎症性巨噬细胞的比例要比那些没有发展成乳腺癌的患者高得多。与人类相似，在激素受体阳性乳腺癌小鼠模型中，在肿瘤发展的早期阶段，癌旁正常乳腺组织中发现了大量产生白细胞介素-6（IL-6）或精氨酸酶1的炎症性巨噬细胞。靶向破坏肠道菌群的不可吸收的抗生素和菌群失调的盲肠内容物移植也可以增加乳腺内巨噬细胞浸润和炎症。总之，肠道菌群失调会促进炎症性髓样细胞向乳腺组织微环境的浸润，导致肿瘤和非肿瘤相关组织内免疫稳态的破坏和炎症。

2. 肠道菌群失调增加乳腺肿瘤微环境的纤维化

肠道菌群失调可以导致一种更具侵袭性和更严重的疾病的演化，使用可吸收或不可吸收的抗生素或菌群失调的盲肠内容物移植诱导肠道菌群失调导致了肿瘤和组织微环境的显著纤维化。肿瘤细胞外基质和肿瘤微环境中胶原的沉积和硬化与肿瘤细胞向远端淋巴结和肺部的扩散增加有关。预先存在的肠道菌群失调导致癌旁正常乳腺组织和乳腺肿瘤内胶原沉积显著增强。此外，菌群失调小鼠肺部的胶原沉积也有轻微的增加。因此，在激素受体阳性乳腺癌中，肠道菌群失调可以导致与更具侵袭性的疾病相关的系统性变化。

系统和组织微环境内的炎症增强，肿瘤和癌旁正常乳腺组织内巨噬细胞浸润增加，乳腺组织、肿瘤和肺部的纤维化增加，这些都是与不良预后相关的乳腺癌特征，肠道菌群失调重现了这些特征，表明肠道菌群平衡的破坏导致组织和（或）肿瘤微环境的改变，从而增加癌症的转移扩散。

（四）肠道菌群失调的干预方式

1. 饮食干预

中医讲“药食同源”，如果能够通过调整饮食的方式调理肠道菌群，那就两全其美了。影响肠道菌群最大的一个因素就是饮食，所以饮食干预肯定是有效的，但是效果会比较慢，操作起来会比较烦琐，而且没有明确的靶标。配方饮食也许是一个方向，但是这个配方的获得需要研究和数据的支撑。目前，最靠谱的一个方式就是根据菌群检测情况，个性化定制菌群食谱。

2. 益生菌干预

服用益生菌，通俗点儿说就是针对性地对肠道菌群实现改变，优选一些益生菌（乳酸杆菌和双歧杆菌等）送入肠道中，对肠道菌群结构进行潜移默化的影响。但并不是一种益生菌对所有人都有效果，有的人有效而有的人却没有效，主要的一个原因可能就是自身肠道菌群缺失的不是这种菌，所以补充益生菌不能千篇一律，而是要精准服用，缺啥补啥。先进行肠道菌群检测后，根据自身菌群情况，购买适合自己的益生菌产品。

3.益生元干预

益生元是一种膳食补充剂，通过选择性的刺激一种或少数种菌落中的细菌的生长与活性，而对寄主产生有益的影响。益生元干预通俗来说就是对肠道菌群进行援助，通过投放益生元，刺激肠道菌群中的部分细菌，让它们迅速增殖，改变肠道菌群中的组成结构。当然益生元的服用也是要遵循精准原则，因为我们是让有益菌在肠道内增殖。目前来说，市场上的益生元是不是就只增殖有益菌而不增殖有害菌，我们没有可靠的研究数据来支撑，所以对于益生元的选择需要慎重。

4.药物干预

药物干预，就不得不提抗生素了，抗生素最初发明的时候是用于杀菌防止细菌感染的，也用于细菌感染导致的腹泻，但是对于病毒性的腹泻，抗生素则无效果。抗生素本身可以用于对肠道菌群进行“大屠杀”，不管“好的菌”还是“坏的菌”，在致病菌感染导致的急性腹泻中效果很好，但是也埋下了隐患，就是肠道菌群很难恢复到健康状态。大量使用抗生素之后导致细菌产生耐药性，这不仅是个人体内的“炸弹”，也是整个人类的“炸弹”，其中艰难梭菌就是典型。考虑到抗生素对肠道菌群的无差别伤害，因此，不把它作为肠道菌群干预的常用手段，但可以在粪菌移植之前使用一次抗生素清洗肠道残菌，这样粪菌移植的效果可能会更好。抗生素分成广谱抗生素和窄谱抗生素，对肠道感染一般优先采用窄谱抗生素，以减少对肠道菌群的伤害。

其他的药物干预还有一些调理肠胃的中草药。中草药来源于天然植物，成分复杂，含有多糖、生物碱、苷类、挥发油和鞣质等大量活性成分，具有多种药理作用。近年研究表明，许多中草药对益生菌和肠道有益菌具有益生元作用，特别是补中益气类中草药，如黄芪、甘草等，促进有益菌生长。中草药的益生元作用机理与其他益生元（寡糖、果胶等）有很大不同，中草药作为益生元的作用要优于其他的益生元，中草药活性成分为益生菌的增殖扫清障碍，抑制有害菌的生长和增殖，蛋白质、脂类、微量元素和维生素等营养成分促进肠道有益菌的快速增殖。因此，中草药各种成分不仅不能被有害菌利用，而且还能抑制或杀灭它们，促进肠道有益菌生长，具有药理和益生元的双重作用。当然中草药也不可随便服用，需要根据自身肠道菌群情况选择适合自身的中草药，做到精准检测，精准干预。

5.粪菌移植

粪菌移植首先要严格筛选粪便供体，采集供体的粪便处理之后做成粪便悬液，然后通过上消化道插管或者下消化道插管将粪便悬液注入患者肠道内，通过这个方法将健康人粪便中的功能菌群移植到患者胃肠道内，从而重建患者的肠道菌群，实现肠道及肠道外疾病的治疗。

粪菌移植的效果很好，对于艰难梭菌感染导致的腹泻有奇效，另外，对于溃疡性结肠炎和克罗恩病也有一定的效果，现在更多的临床实验正尝试把这个方法推广到其他疾病上，比如肥胖、糖尿病和其他代谢综合征等。

目前，粪菌移植有三个问题：一是供体筛选严格，比输血的标准严格了很多，制备流程烦琐且不够标准化；二是患者痛苦，无论是上消化道插管还是下消化道插管都不舒服；三是心理障碍，当知道是粪菌移植的时候，很多人的心理上还是抗拒的。基于现实的情况，“粪菌胶囊”应运而生。依靠“粪菌胶囊”把菌群输送到体内也是标准化粪菌移植的一种新途径，这种胶囊主要通过把从粪便中分离出来的菌群装到一种特殊的胶囊里制作而成，与经胃肠镜等途径的粪菌移植相比，粪菌胶囊不需要侵入性的实施方式（如胃镜、肠镜、鼻空肠营养管等），更方便且更容易被患者心理上接受，而且粪菌胶囊可放于低温长久保存，降低了成本。

第四节　乳腺癌患者的心理问题及干预

一、乳腺癌患者的心理问题

乳腺癌是一种临床常见的恶性肿瘤，起源于乳腺上皮组织，发病率较高。有癌症病变后，多数患者会陷入情绪障碍，抑郁、焦虑情绪严重，心理承受力差的患者还可能有自杀倾向，且对乳腺癌治疗不配合，有乳腺癌扩散的可能。但放化疗及手术是目前临床治疗乳腺癌的主要手段，在一定程度上提高了患者生存率。放化疗不良反应、手术创伤、自我形象紊乱、第二性征改变、对自身疾病了解甚少等因素加重了患者的心理负担，明显降低了患者的生活质量。

二、干预措施

心理弹性最早由美国心理学家提出，是积极心理学的重要部分，后来被美国心理学会定义为“在面对丧失、压力、困境时，个体进行身心调整修补、自我保护以有效应对和良好适应的能力”。研究表明，心理弹性与乳腺癌患者的独立症状及疾病创伤后成长密切相关，且患者焦虑、抑郁的症状可通过心理弹性的提高得到缓解而促进创伤后成长。目前，国内患者症状群与心理弹性关系的研究仅发现宫颈癌患者、头颈癌患者及食管癌患者症状群与心理弹性呈负相关。国外学者在针对乳腺癌症状群的研究中发现，乳腺癌患者症状群严重程度与乐观等积极心理品质呈负相关，乐观是心理弹性的维度之一，心理弹性整体水平及其他各维度与症状群的关系仍需进一步探讨。多维度心理护理措施的实施，能让患者情绪得到改善。

（一）心理疏导

1.先进性不良情绪评估

患者不良情绪来源广，对症心理疏导能让患者不良情绪得到更好缓解。

2.健康宣教

多数患者对乳腺癌知识了解有限，疾病检出后陷入焦虑情绪，认为此疾病有生命威胁，此时需发放乳腺癌知识手册，向其强调早期乳腺癌是可治愈的，使其对乳腺癌知识有深刻的认识，继而减轻负面情绪。

3.家属干预

乳腺癌是恶性肿瘤，常会给患者造成巨大的心理冲击，需让家属予以患者充足的陪伴，让患者有安全感。

4.经济调整

患者治疗费用高，在高经济压力下，部分患者的治疗依从度低，对此需向其讲解医保的作用，并调整其用药和治疗，使经济压力减轻。

5.情绪宣泄指导

患者负面情绪若未得到疏导，可能会引发抑郁症、焦虑症，护理人员要指导患者进行情绪的宣泄，列举其他乳腺癌治疗良好案例，使患者治疗信心增强。

（二）健康教育

可通过健康手册、视频、海报、集体宣教、单独指导、微信群、QQ群等方式开展健康教育，以便不同文化程度的患者均可接受。

1.疾病健康教育

护士向患者耐心、细致地讲解乳腺癌相关知识，包括发病原因、临床症状、危险因素、手术方法、放化疗方法、可能出现的并发症及不良反应等，提高患者对疾病的认知度。

2.心理健康教育

综合患者的性格特点、经济因素、病情等开展个性化的心理疏导，积极向其讲解以往预后良好的乳腺癌案例，给予鼓励和安慰，尽可能消除患者内心的不良情绪。及时与患者家属取得联系，鼓励家属给予患者真诚的照护和关心，使患者感受到来自家庭的温暖和关爱。

3.疼痛健康教育

对于疼痛难忍的患者，及时通知医生，给予冰袋、镇痛剂、镇痛泵等进行镇痛处理。对于疼痛可忍耐者，通过读书、看电视、聊天等方式转移其注意力，提高其疼痛阈值。

4.饮食健康教育

告知患者饮食以清淡、高营养、易消化为主，多吃绿色蔬菜、新鲜水果，戒烟戒酒，遵循细嚼慢咽、少食多餐的饮食原则，禁食油腻、辛辣、刺激、生硬的食物。

5.生活健康教育

鼓励患者进行有氧运动，如散步、打太极等，每次30分钟左右，每周至少4次，加快机体康复，注意运动强度及频率以自身可耐受为主，不可过量运动。

6.放化疗不良反应健康教育

骨髓抑制：鼓励患者多摄入富含维生素、氨基酸的食物，饮食以高热量、高蛋白为主，增强机体免疫力、抵抗力，改善全身状况。

胃肠道反应：鼓励患者多饮水，减轻药物对消化道黏膜的刺激，同时促进毒素排泄，多摄入易消化、高维生素食物，呕吐后及时以温水漱口、补液。

（三）社会护理

这是一种需要家属、医院、社区共同参与的健康教育模式，干预的内容为乳腺癌健康知识讲解、心理疏导等内容，干预的主要场所为家庭，且过程中需要患者家属的协同。具体措施如下。

第一，建立患者个人、家庭与社区档案，包括患者的一般资料、病程及患者的婚姻状态、子女、家庭条件、居住环境等，为护理人员制订护理方案提供参考。

第二，帮助患者建立生物—心理—社会管理表，指导患者合理安排生活起居，表格的内容包括每天进食量、进食时间、作息时间、活动量、活动时间。患者应保持情绪稳定，减少不良刺激，饮食宜清淡，保证足够的休息和睡眠。对患者进行定期回访，了解患者对疾病的了解情况、疾病的复发情况。在了解患者状况同时，给予柔和的言语鼓励，加强患者精神支持；加强社会支持力度，采取有效措施引导患者的亲人、朋友及单位领导、同事经常探望患者，鼓励患者多参加社交活动，保持心情舒畅，从而更好地消除患者潜在的悲观意识。

第三，定期举办患者及家属家庭、社区辅导会，了解患者病情控制、不健康生活方式改善、服用药物等情况；主动与患者家属进行有效沟通，使其能够主动给予患者关心与鼓励，提高患者及家属的护理能力，让患者家属清楚家庭关怀对患者病情转归的促进作用，增强患者预后康复信心。

第四，根据患者的理解能力、文化程度，指导患者建立良好的护患关系与家庭关系，交谈时态度诚恳，语言通俗易懂，将日常护理技巧教给患者与家属，培养患者乐观向上的性格，保持平衡的心态，消除恐惧心理，改善社交能力。患者出院时，邀请患者及其家属加入“社会护理”微信群，向家属发放家属锻炼督导表，利用朋友圈推送健康知识，包括锻炼注意事项、饮食指导等。每周进行一次小组成员在线答疑，持续30分钟，采用一对一的方式，为患者及家属解答各种护理疑问，以打卡的方式进行监督，确保护理的持续性。

（四）个案管理模式干预

1.成立个案管理模式小组

有丰富临床经验的医护人员，包括医生、治疗师等成立个案管理模式小组，于科室内进行乳腺癌个案化管理培训，使责任人员掌握个案管理模式和内容。将职责进行划分，由责任护士实施，责任组长监督，治疗师和主治医生评估实施效果。

2.收集患者临床资料

收集患者临床资料，包括年龄、性别、文化程度、联系方式等，建立电子档案，评估其病情变化，如临床分期、病理分型、既往史、诊疗情况及经济状况等，同时由个案管理师向乳腺癌患者介绍个案化管理内容，签署项目知情同意书，并发放个案管理服务资料，包括健康教育康复手册、管理服务卡等。

3.制订个案管理方案

小组成员通过患者具体病情和需求制订系统化个案管理方案，包括健康宣教、心理疏导、饮食指导及运动康复指导等，并加强与患者家属沟通，寻求其支持与理解。向患者讲解，干预阶段分别为诊断当日、术前1～2天、术后1～2天及术后1～2周、术后10～12周、术后20～24周阶段。具体为评估患者病情和需求，并提供信息支持，包括疾病、治疗、饮食、活动及预防并发症等，同时提供心理支持，向患者说明该病相关知识及手术治疗必要性，并讲解成功案例，以提高患者治疗信心，耐心倾听患者主诉，教会患者学会自我放松和调节情绪方法，以降低其不良情绪。推广康复理念，术后24小时指导患者活动患侧和前壁，术后48小时患侧手指练习挤压橡皮球，并进行上肢肌肉活动，术后72小时按摩患侧上肢；术后4～7天进行屈伸手指和转动手腕等，术后4～5天做上臂抬高或爬墙动作；术后2周进行肩关节锻炼，练习康复操，如平伸运动、上举运动、伸展运动、环绕运动等，以提高患者患肢功能。

4.出院指导

构建专业热线、网络群，并经门诊及电话方式做好随访工作，为患者及家属缓解心理压力，使其正确认识自身病症，了解患者恢复情况和病情变化，并进行指导，嘱咐其按时复查。同时，定期组织患者进行社交活动，鼓励患者做自己感兴趣的事，加速康复，提升生活质量。

第八章
乳腺癌术后自我管理

本章我们主要从乳腺癌术后的自我管理及训练方面展开描述。所讲述的自我训练的方式和传统的八段锦、太极拳等都是比较温和的锻炼方式，它可以锻炼人的思维、身体和精神。各种动作有助于练习肌肉的柔韧性和力量，同时促进新陈代谢，以及淋巴、呼吸和循环系统功能。提高患者的日常生活活动能力，增加积极向上的情绪。

第一节　自我训练

本节内容主要从颈部拉伸、垫上训练、坐姿训练及站姿训练四个方面展开讲述。

一、颈部拉伸

练习目的：拉伸颈部肌肉有助于促进颈部和肩部的灵活性。

练习禁忌：存在任何已知的颈部问题。

（一）颈部拉伸

开始：站立或坐姿，双脚分开与髋同宽，眼睛直视前方，颈部挺直。

伸展：吸气同时将头向右转，眼睛看向右肩。保持10到20秒，保持规律呼吸。头回正。左侧重复同样动作，眼睛看向左肩，保持10到20秒，保持规律呼吸。

注意事项：保持双肩放松，头部向左右转动时不要耸肩。

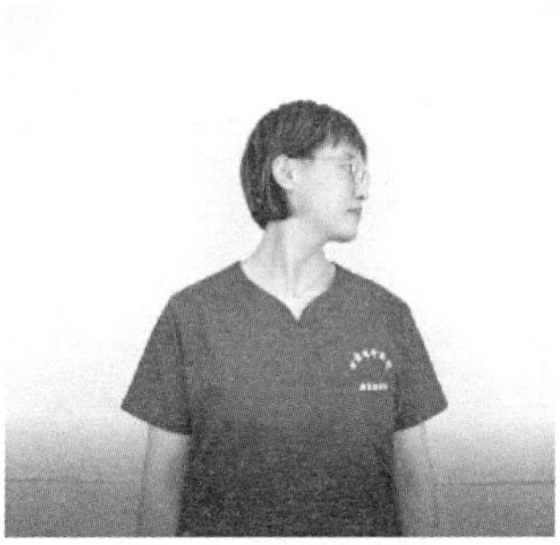

（1）

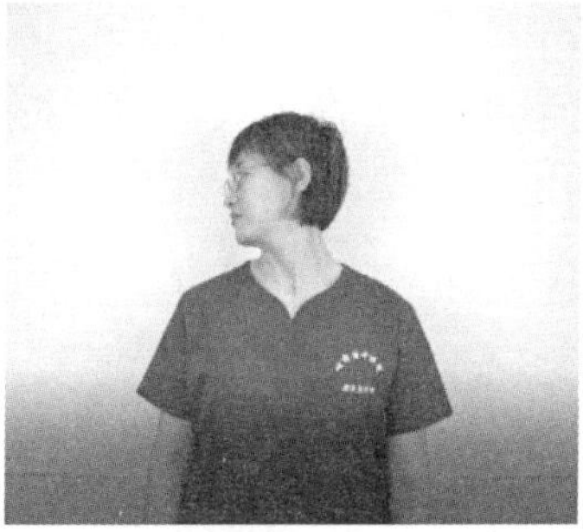

（2）

图8-1-1　颈部拉伸

颈部拉伸

（二）点头伸颈

开始：眼睛直视前方，颈部挺直。

伸展：吸气开始，呼气的同时朝向天花板抬下巴，保持10秒，保持规律呼吸。吸气，呼气的同时朝向地板收下巴，保持规律的呼吸。

注意事项：运动过程中双肩保持下沉。

点头伸颈

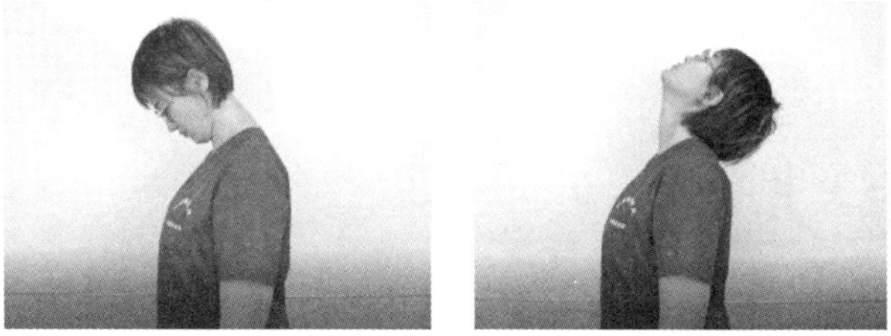

（1）　（2）

图8-1-2　点头伸颈

（三）颈部侧屈

目的：拉伸颈部和肩膀之间的区域。

开始：眼睛直视前方，颈部挺直。

伸展：吸气开始，呼气的同时将右耳向右肩贴近，保持10到20秒，保持规律呼吸。吸气，同时头回正。呼气的同时将左耳向左肩贴近，保持10到20秒，保持规律呼吸。吸气，同时头回正。

增加难度：将右手置于头左侧，呼气的同时轻轻地把头部拉向右肩。左侧重复同样的动作。

注意事项：须在无痛区域内拉伸。

颈部侧屈

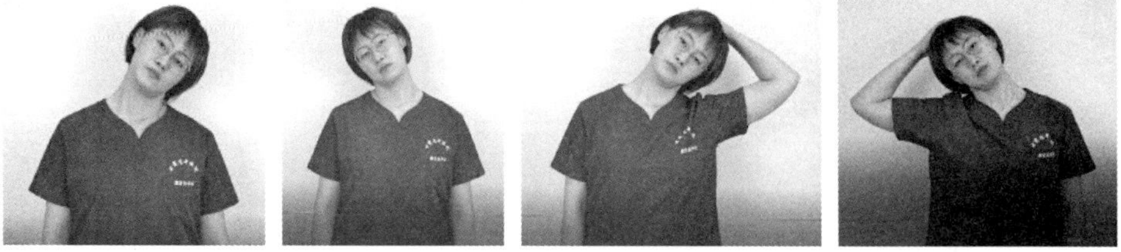

（1）　（2）　（3）　（4）

图8-1-3　颈部侧屈

（四）靠墙天使

目的：打开胸大肌和胸小肌，提高肩部活动能力。充分拉伸，放松肩颈。

练习禁忌：如果做过乳房切除术、乳房重建手术，或刚接受了乳房扩张器植入手术，不宜进行此项训练。

开始：背靠墙站立，双脚距墙15～30 cm，髋部打开，双脚平行。手臂靠墙做“W”形举起。眼睛直视前方，颈部向上延展。

伸展：吸气开始，呼气的同时手臂沿墙壁向上滑动，直到手臂几乎伸直。在舒适的情况下，在最高点保持10到20秒，保持有规律的呼吸。呼气，同时手臂回到起始位置。

注意事项：在整个练习过程中不要耸肩。

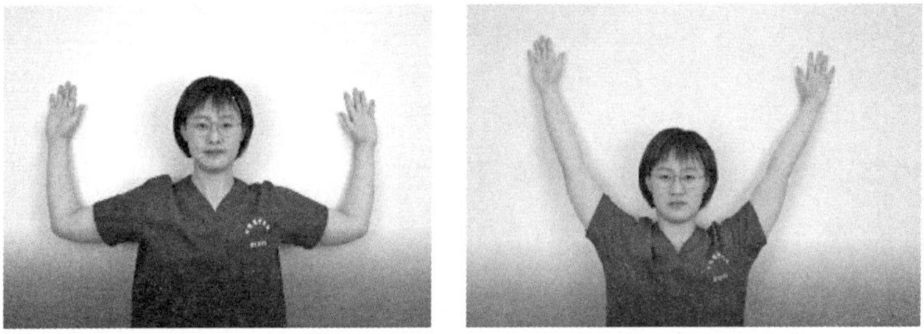

（1）　（2）

图8-1-4　靠墙天使

靠墙天使

（五）坐姿开胸

目的：拉伸胸部和肩部的肌肉，加强中背部肌肉。

练习禁忌：如果刚接受过乳房扩张器植入手术，或做过乳房重建手术，练习参照“降低难度”部分。

设备：中等大小的健身球。

开始：坐在椅子边缘。将健身球夹在两膝之间，有助于激活盆底肌和腹横肌。

伸展：双手轻轻放在耳后，不要交叉。吸气开始，呼气的同时肘部打开。想象肩胛骨靠拢，运动幅度小一点。保持10到20秒，保持规律的呼吸。

注意事项：运动在无疼痛的前提下进行。

降低难度：双手放在胸前，肘部放在身体两侧。肘部打开，置于身体两侧展开并保持住。然后，慢慢地回到起始位置，运动幅度不大。

坐姿开胸

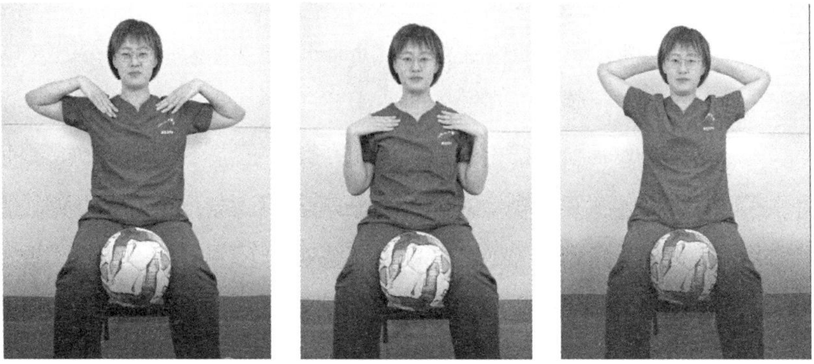

（1）　（2）　（3）

图8-1-5　坐姿开胸

（六）交错手

目的：拉伸手腕、前臂、肩膀和上背部。

练习禁忌：如果刚进行过乳房扩张器植入手术，或做过乳房重建术，在医生允许之前手臂活动范围不要超过90°。

设备：中等大小的健身球。

开始：该动作可以采取坐姿。坐在椅子边缘。双眼直视前方，颈部伸直，下巴和胸部之间保留一定距离。双臂向前伸展，双手在身前交叉，掌心朝向自己。

伸展：吸气开始，呼气的同时向头顶方向举起两臂再次吸气，呼气的同时保持这个姿势10到20秒，保持规律的呼吸。吸气，呼气的同时双臂回到起始位置。吸气，呼气的同时双手翻转，掌心朝前，手背朝向自己。吸气，呼气的同时保持这个姿势10到20秒，保持规律的呼吸。

注意事项：整个动作过程中，保持双肩下沉，不要耸肩。

调整难度：弯曲肘部，以减少手腕和肩膀的拉伸强度。双手交叉，伸展于头顶，增加手腕和肩膀的拉伸强度。

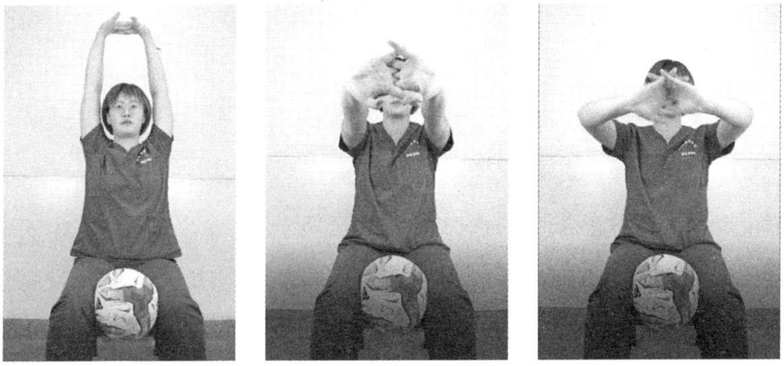

(1)　　(2)　　(3)

交错手

图8-1-6　交错手

（七）侧身拉伸

目的：使用弹力带或毛巾可帮助拉伸。拉伸的部分包括身体两侧的背阔肌和腋窝。

练习禁忌：患有骨质疏松症，刚接受过乳房扩张器植入手术，或做过乳房重建手术，得到医生的许可后，才可以做该运动。

设备：毛巾或浴巾。

开始：活动后采取坐姿。坐在没有扶手的椅子边缘。双眼直视前方，颈部伸直，下巴和胸部之间保留一定的距离。双手水平握住毛巾。

伸展：吸气开始，呼气的同时将毛巾拉至头顶。吸气，呼气的同时举起双臂向右侧拉伸，保持10到20秒，同时保持规律的呼吸。吸气时双臂回正，呼气并在左侧重复同样的动作。

注意事项：保持双肩下沉并在无痛的范围内活动。

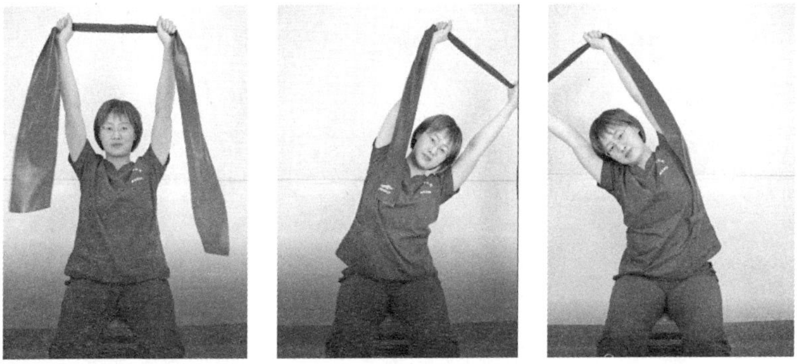

(1)　　(2)　　(3)

侧身拉伸

图8-1-7　侧身拉伸

（八）“W”式拉伸

目的：通过拉伸胸肌和加强中斜方肌改善姿势。

练习禁忌：做过乳房扩张器植入手术，或做过乳房重建术，得到医生的允许后，才可进行此练习。

设备：毛巾或浴巾。

开始：该动作采取坐姿。坐在椅子的边缘，双脚分开与髋同宽。双眼直视前方，颈部伸直，下巴和胸部之间保留一定的距离。双手水平握住毛巾两端。

伸展：吸气开始，呼气的同时肘部向后弯曲成字母“W”形。保持10到20秒，有规律的呼吸。

注意事项：该练习以感到轻微不适而不疼痛为准。

“W”式拉伸

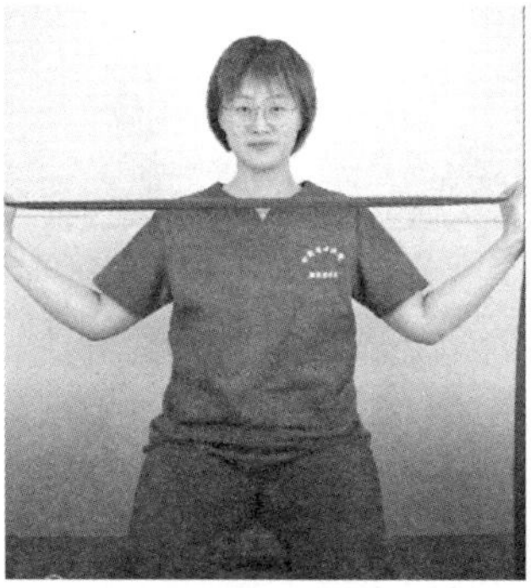

图8-1-8　“W”式拉伸

二、垫上训练

骨盆位置：骨盆中立位和骨盆后倾位。

设备：垫子、小枕头、毛巾或瑜伽砖。中等大小的健身球。

练习禁忌：有任何颈部问题导致的疼痛，不可练习。

预备：仰卧，双膝弯曲，双脚着地。骨盆中立位，如果背部不适，采取骨盆后倾位。

（一）骨盆位置

目的：学习找到骨盆中立位、脊柱中立位和骨盆后倾位。

练习：轻轻前后移动骨盆几次，直到双手在同一平面上，并与地面平行，此时骨盆位于中立位。骨盆中立位时，脊柱也是中立位的。从中立位开始，轻轻向鼻子方向倾斜盆骨，这样背部就会平放在地板上。此时拇指会比示指低，为骨盆后倾位。

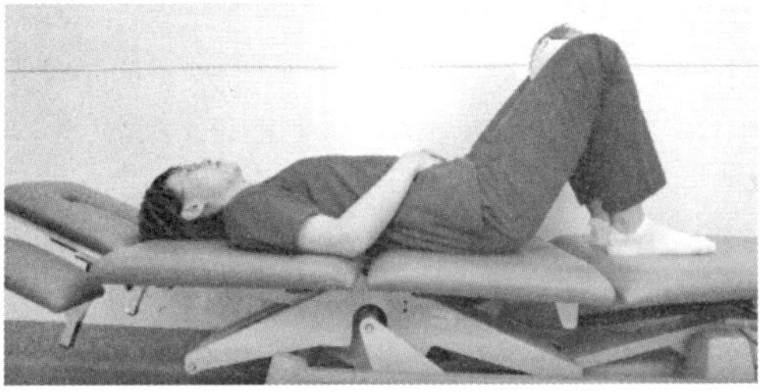

图8-1-9　骨盆位置

（二）呼吸

目的：学习胸式呼吸法。

注意事项：慢慢地躺在地板上，使用鼻吸口呼的方式，来完成扩大胸腔的活动。

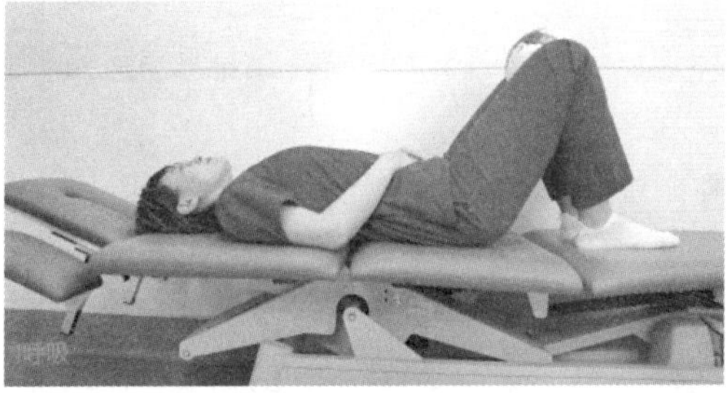

图8-1-10　呼吸

呼吸

（三）肩胛骨上抬和下沉

目的：肩部肌群的热身，包括上斜方肌和中斜方肌。

练习：吸气开始，同时滑动肩胛骨（背侧肩胛骨）朝耳朵方向上抬（提肩）。呼气，同时肩胛骨向下滑动（沉肩）。

注意事项：当上下滑动肩膀时，保持双肩贴在垫子上。不要让肩膀向前旋转。

肩胛骨上抬和下沉

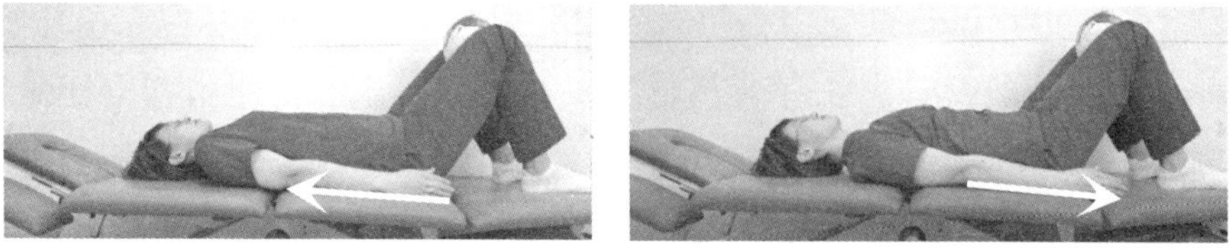

(1) (2)

图8-1-11 肩胛骨上抬和下沉

（四）肩胛骨前伸和回缩

目的：热身肩部，同时加强肩部肌肉（如前锯肌）和菱形肌肌力。

练习：吸气开始，指尖伸向天花板（肩胛骨会从垫子上抬起）。呼气，两侧肩胛骨互相靠拢。

肩胛骨前伸和回缩

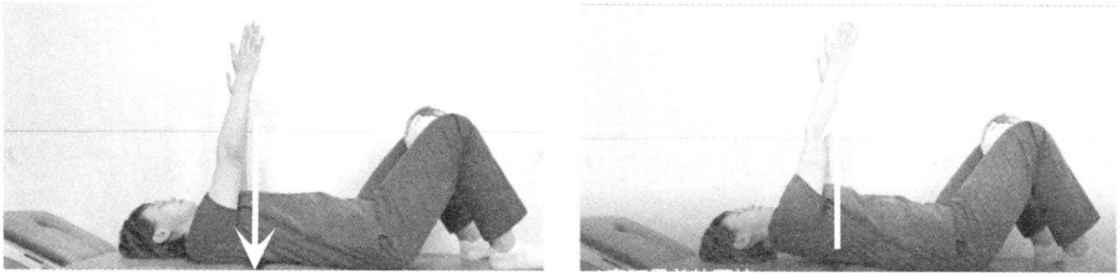

(1) (2)

图8-1-12 肩胛骨前伸和回缩

（五）简易双桥

目的：热身及运动控制。

注意：练习前自我检查，确保练习时所携带的引流管在位并且安全。

练习：吸气开始，脚后跟推地，脊柱一截一截地抬离垫子。吸气，同时保持这个姿势，这时可以保持静止。肩胛骨上部仍然贴在垫子上。呼气，同时回到开始的姿势，回到中立位或骨盆后倾位。

注意事项：保持两侧肩胛骨在垫子上。

简易双桥

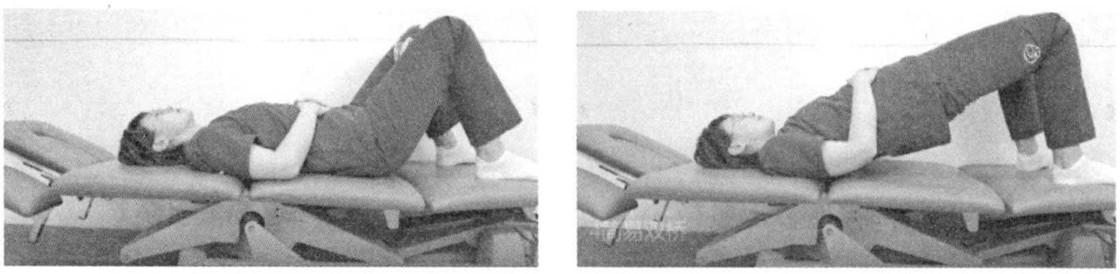

(1) (2)

图8-1-13 简易双桥

（六）足跟滑动

目的：使骨盆稳定，激活腹横肌。

练习：吸气开始，然后呼气，右脚跟下压向前伸展，带动右腿伸展。数次后换另一条腿练习。熟练后，双腿交替练习。

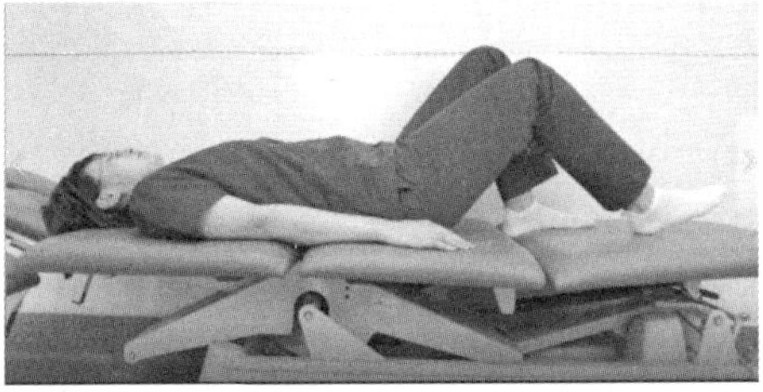

足跟滑动

图8-1-14　足跟滑动

（七）行军踏步

目的：激活和加强腹横肌。

练习：吸气开始，然后呼气，右脚抬离地板，但不要移动骨盆。吸气，脚回到地板上。两条腿交替进行，就像是在原地踏步。

注意事项：保持骨盆稳定。

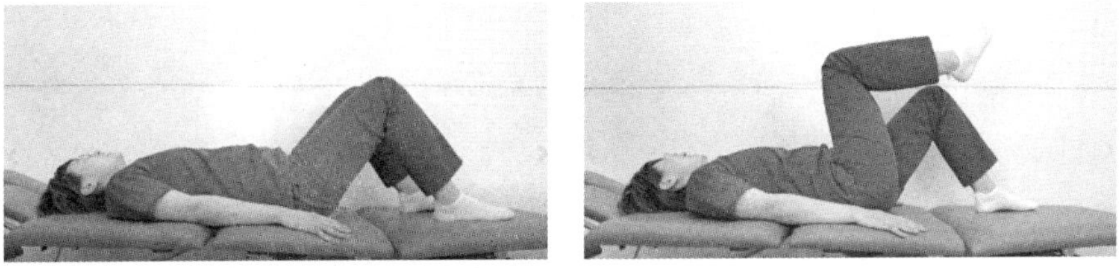

（1）　　　　（2）

行军踏步

图8-1-15　行军踏步

（八）肩上举

目的：增加肩膀的活动范围和稳定性，拉伸背阔肌（手术后易紧张）。

禁忌：手臂上抬不可超过90°，特别是刚接受手术者。如果仍带着引流管，必须在医生的指导下进行。

练习：吸气开始，同时肩胛骨贴在垫子上。呼气，举起弹力带直到手臂与肩膀成90°吸气，保持这个姿势。呼气的同时收回手臂到起始位置。

注意事项：保持两侧肩胛骨贴在垫子上。

肩上举

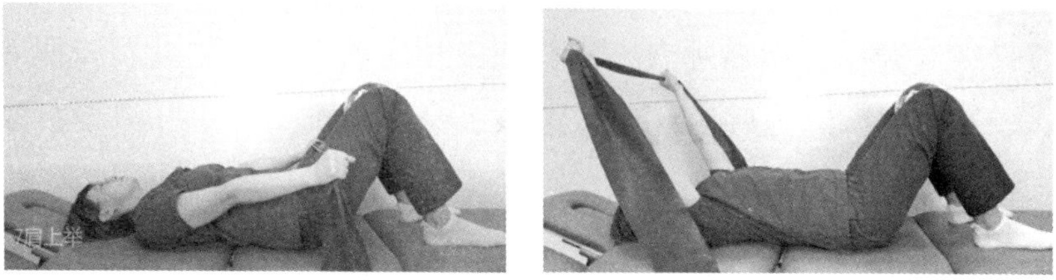

（1）　（2）

图8-1-16　肩上举

（九）空中剪刀手

目的：增加肩膀的活动范围和稳定性。

练习：吸气开始，举起手臂到头上方。呼气，将手臂放到身体旁。交替双臂继续练习。

注意事项：保持胸腔和肩胛骨下沉。

增加难度：手持重量较轻的哑铃（0.5～1千克）。

空中剪刀手

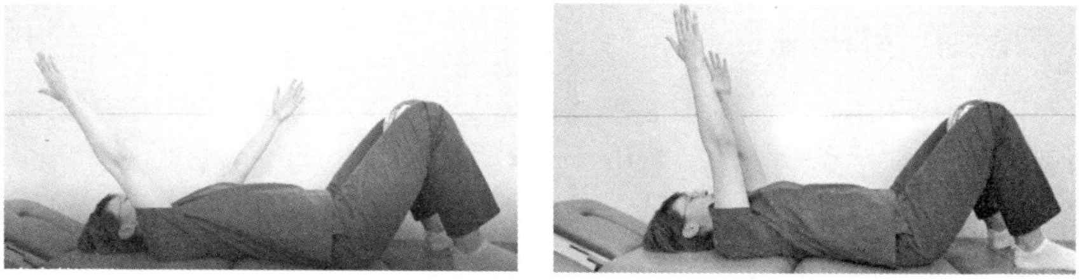

（1）　（2）

图8-1-17　空中剪刀手

（十）足尖点地

目的：增加核心稳定。

练习：吸气开始，呼气同时朝向地板放下左脚，保持骨盆不动。吸气，左腿回到开始的位置。一条腿重复练习5到8次，然后交换另一条腿练习。

注意事项：始终保持背部和肩胛骨贴在垫子上。

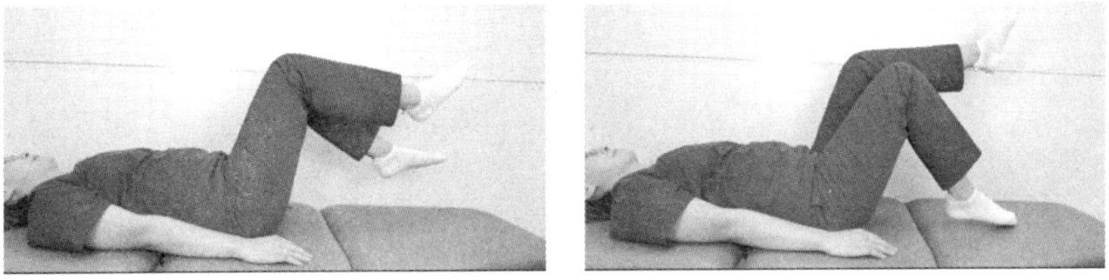

足尖点地

（1）　　　　　　　　　　（2）

图8-1-18　足尖点地

（十一）简易卷腹

目的：增强肩部肌群及腹肌力量。

开始：仰卧，双膝弯曲，双脚着地，臀部分开。手臂在身体两侧延展。

练习：吸气开始，同时将下巴向胸部内收。呼气，同时上半身和肩膀抬起，离开地板，并朝向足部方向延展双臂。保持颈部放松，双侧手臂往双侧膝盖方向延伸。

注意事项：不要在不舒适的情况下继续。

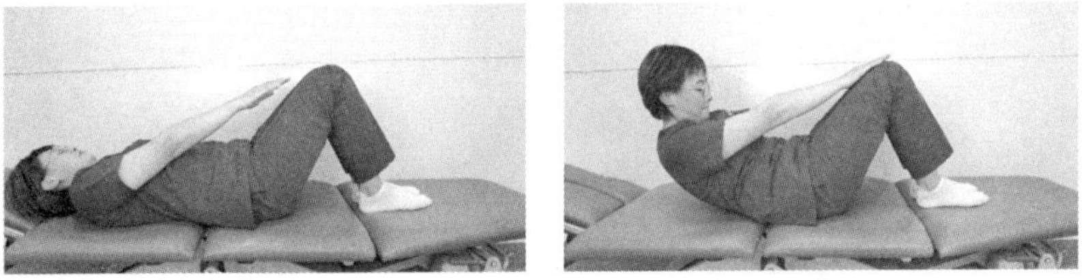

简易卷腹

（1）　　　　　　　　　　（2）

图8-1-19　简易卷腹

（十二）侧卧开胸

目的：帮助恢复肩部稳定性，并打开胸腔。

练习：吸气开始，呼气同时朝向天花板伸展上方手臂。吸气，上方手臂保持在最高处，没有不适。呼气，回到开始动作。重复5到8次，然后换另一侧练习。

增加难度：手持重量较轻的哑铃（0.5～1 kg）。如果刚接受过手术，在没有医生允许的情况下，不可使用哑铃。

侧卧开胸

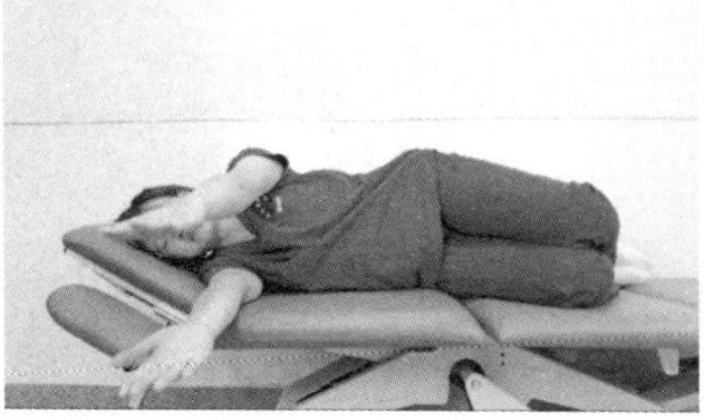
(1)

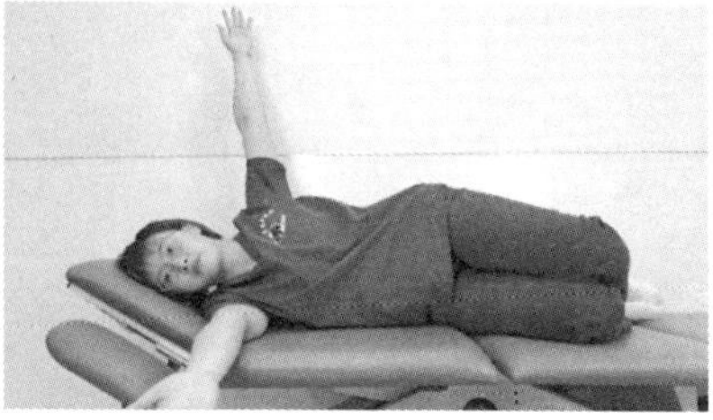
(2)

图8-1-20　侧卧开胸

（十三）背部伸展

目的：拉伸肩膀、身体两侧、头部和臀部。

练习：吸气开始，呼气同时在垫子上尽可能远地向前伸展手臂。吸气，保持姿势。呼气，手臂向右侧移动，臀部向左侧移动。吸气，保持这个姿势。呼气，手臂向左侧移动，臀部向右侧移动。

降低难度：如果患有脊椎骨质疏松症或者不能使用跪坐姿势，可平躺，双手抱住膝盖拉向胸腔，以便拉伸背部和臀部。

背部伸展

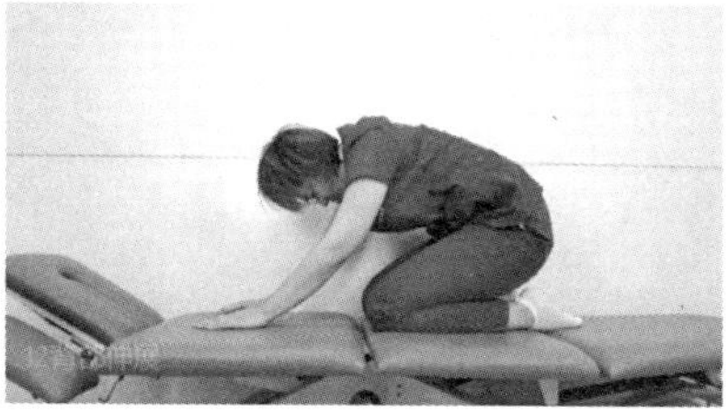
(1)

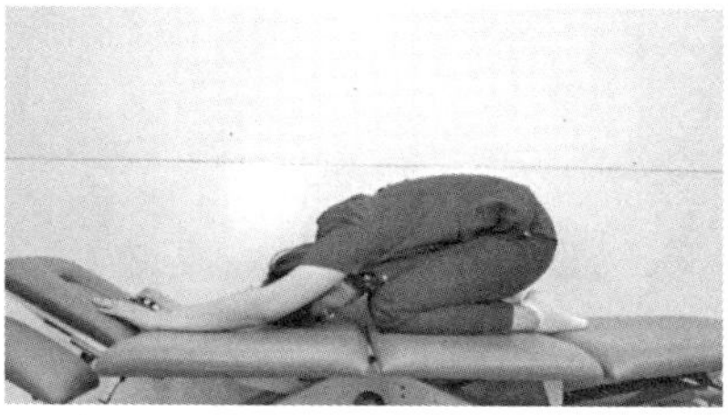
(2)

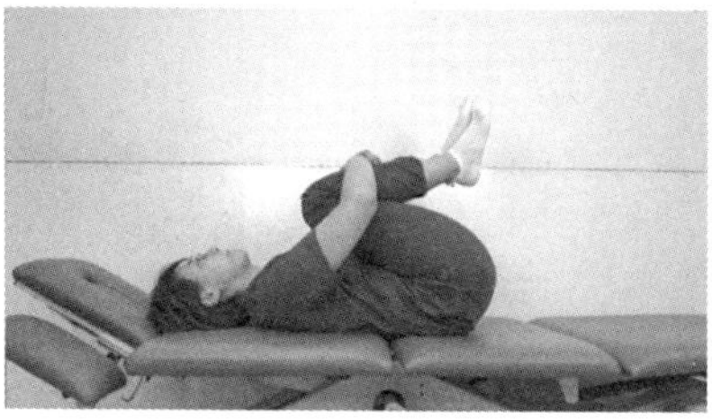
(3)

图8-1-21　背部伸展

（十四）单腿画圈

目的：腿部运动时，保持肩胛骨和核心的稳定。

练习：吸气开始，呼气同时右腿向内侧（另一侧）画5～8个小圈（圈越小越好）。吸气，呼气，变换方向外侧画圈（背向另一条腿的方向）。回到起始姿势。重复5到8次，然后换左腿练习。

注意事项：画圈的时候要保持骨盆稳定，不要前后左右晃动。

降低难度：如果腘绳肌比较紧，可以适当弯曲画圈的腿。

增加难度：不画圈的腿伸展，放在地板上，或泡沫滚轴上。

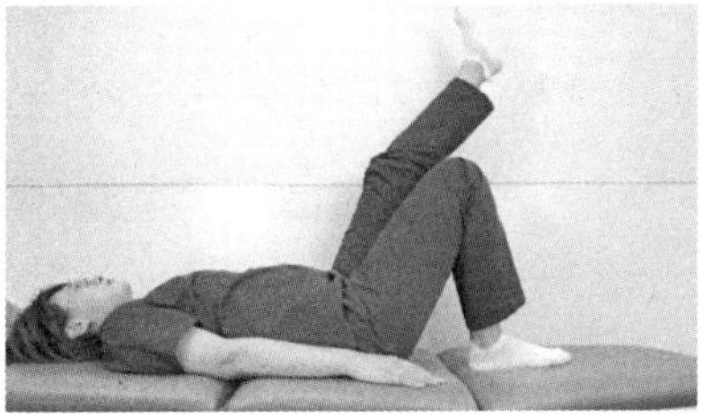

（1）

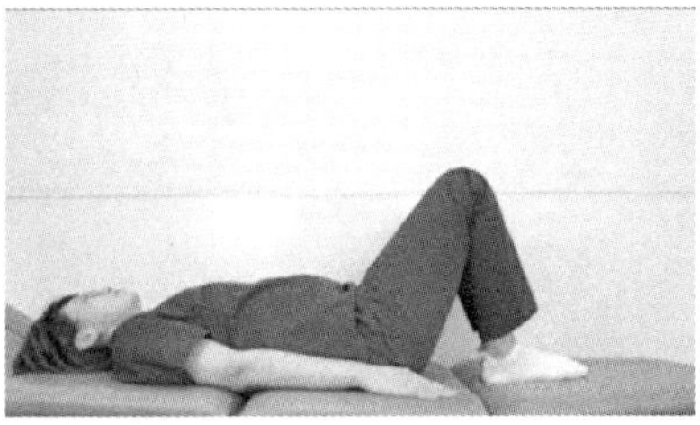

（2）

单腿画圈

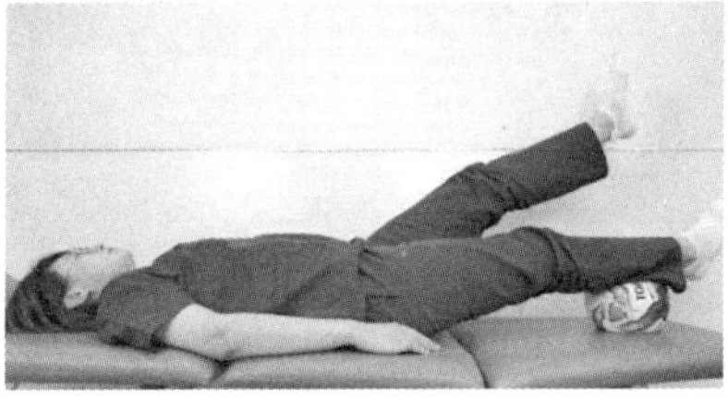

（3）

图8-1-22　单腿画圈

（十五）单腿上踢

目的：增强腘绳肌和中背部的力量。

练习：吸气开始，右膝弯曲，脚跟向臀部弯曲两次。呼气，同时腿回落到起始姿势。左腿重复。

降低难度：手臂交叉，额头放在手臂上。

增加难度：双腿上踢。吸气，弯曲双膝，足跟朝向臀部连续压两次。呼气，放下双腿至距地板几厘米处，同时上半身抬离垫子，并在身后伸展手臂。吸气，呼气，同时双腿和上半身回落到开始的位置。头转向左侧，另一侧重复以上动作。

单腿上踢

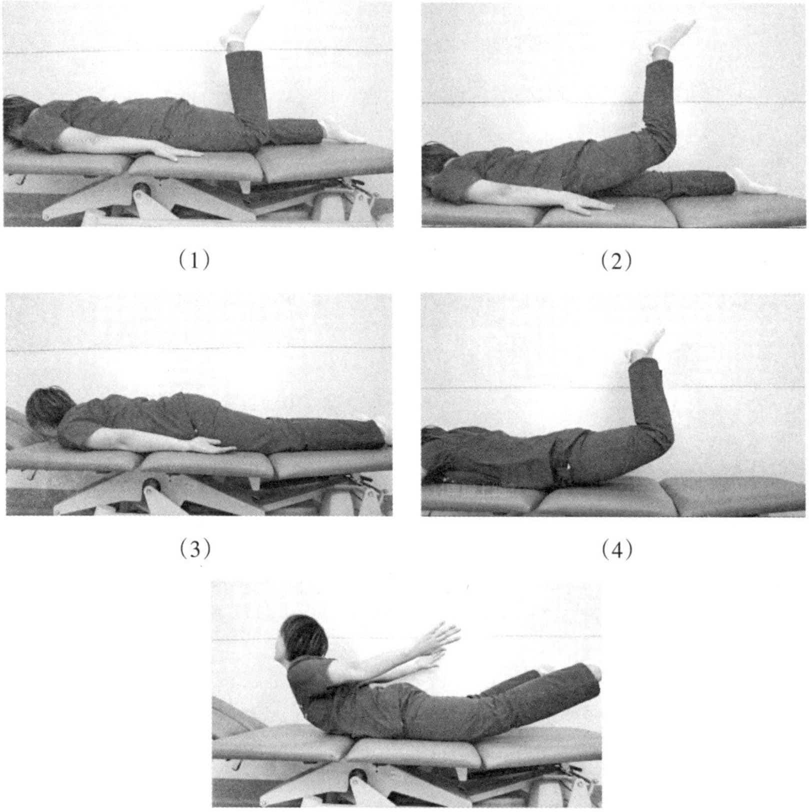

（1） （2） （3） （4） （5）

图8-1-23　单腿上踢

（十六）坐姿美人鱼式侧弯

目的：有助于拉伸背阔肌和被移除淋巴结的腋窝区域。

练习禁忌：不适合脊柱患有骨质疏松症的人练习。

设备：折叠浴巾（可选：如果腘绳肌很紧或者不能轻易弯曲臀部，可坐在浴巾上面）。

开始：坐在垫子上，左腿向后弯曲，右腿前面弯曲。

练习：吸气开始，举起左臂，从头顶上方向右侧伸展。呼气，身体向右侧弯曲。吸气，保持这个姿势。呼气，手臂回到左侧，向后坐，然后回到起始姿势。重复5到8次，然后换另一侧练习。

注意事项：保持臀部着地。手臂向上、向侧方伸展时，注意同一侧的臀部不要抬起。如果腘绳肌（从臀部到膝盖的腿后部肌肉）紧张，可以坐在叠好的毛巾上。

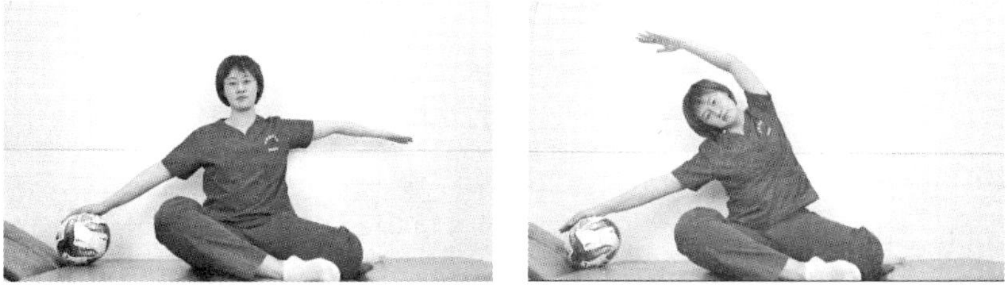

（1）　　　　　　　　（2）

坐姿美人鱼式侧弯

图8-1-24　坐姿美人鱼式侧弯

（十七）俯身游泳

目的：增强肩部和背部肌肉力量，改善姿势。

练习禁忌：如果有椎管狭窄、脊椎前移或脊椎滑脱，不要做这个练习。

设备：小枕头（可选，放在额头下面）。

开始：俯卧，伸展腿和手臂。

练习：吸气开始，呼气，同时胸腔和头部抬离地板。吸气，然后呼气，同时交替抬起和落下右手臂和左腿、左手臂和右腿，像游泳一样。

注意事项：如果背部不适，要慢慢地以手臂或腿开始，不要手臂和腿同时运动。如果肩部不适，只做腿部运动。保持核心稳定，不要左右摇晃。

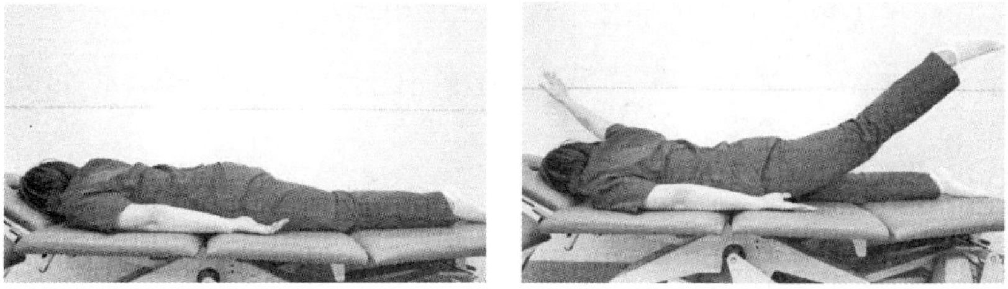

（1）　　　　　　　　（2）

俯身游泳

图8-1-25　俯身游泳

（十八）侧卧单腿画圈

目的：加强臀部和大腿的肌肉，以稳定核心。

练习禁忌：保持舒适。

设备：垫子、小枕头、毛巾或瑜伽砖。

开始：侧卧，背部呈一条直线并与垫子边缘对齐，双臂和双腿上下叠放，肩膀和臀部在一条线上，脚尖绷直。上面的腿抬到臀部的高度。

练习：

第一步：画圈。吸气开始，呼气同时用上面的腿顺时针画10个小圈，再逆时针画10个小圈。回到开始位置。为下一步练习做准备。

第二步：绷直和弯曲。吸气，抬上面的腿到肾部的高度，脚尖绷直。呼气，腿回落的同时脚趾弯曲。一侧重复5～6次这组动作，然后换另一侧进行。

注意事项：确保骨盆的稳定性，避免肩膀与颈部紧张。

侧卧单腿画圈

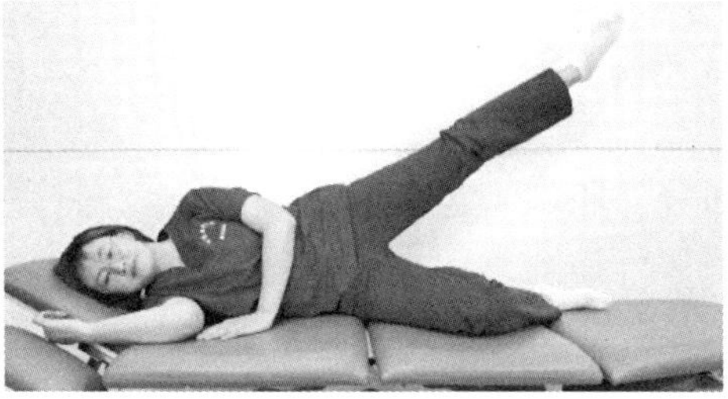

图8-1-26　侧卧单腿画圈

（十九）百次拍击

目的：促进循环和热身。

练习禁忌：如果患有骨质疏松症，头部应放在垫子上。

设备：如果需要，可备垫子、小枕头、毛巾或瑜伽砖。

开始：仰卧，双膝呈“桌面式”。手臂在身体两侧伸展，抬起到臀部的高度。

练习：吸气开始，轻轻朝向胸部内收下巴。呼气，上半身和肩膀抬离地板，同时伸直双腿呈“V”形。眼睛看向肚脐。吸气，通过肩后部发力使手臂上下拍动5次；呼气，再拍5次。一个循环拍动10次。重复循环10遍是一个完整的百次拍击练习，也可尽自己所能做较多的循环练习。

调整：腿抬得越高练习越简单，而落得越低，反而会增加难度。

降低难度：减少重复练习的次数。手臂拍击时，保持头和脚放在地板上。

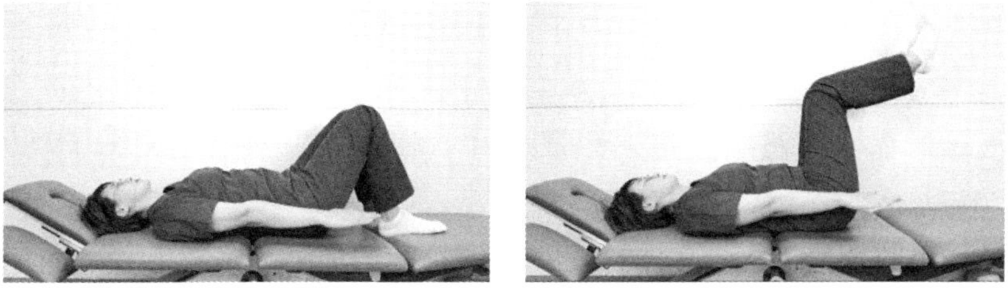

百次拍击

(1)　　(2)

图8-1-27　百次拍击

（二十）简易十字交叉

目的：加强核心。

练习禁忌：如果脊柱患有骨质疏松症，就不要做这个练习。

设备：垫子、小枕头、毛巾或瑜伽砖（如果需要的话，垫于头下）。

开始：仰卧，双膝弯曲，双脚着地，臀部分开。手支撑头部，肘部在你的视线范围内打开。

练习：吸气开始，然后呼气，朝向胸部轻收下巴，上半身和肩膀抬离地板，扭转身体，使左肘触碰右膝。吸气身体回正，呼气，扭转身体，使右肘触碰左膝。吸气身体回正。

注意事项：髋骨朝向天花板，骨盆和尾骨贴在垫子上。

增加难度：抬双膝呈“桌面式”。

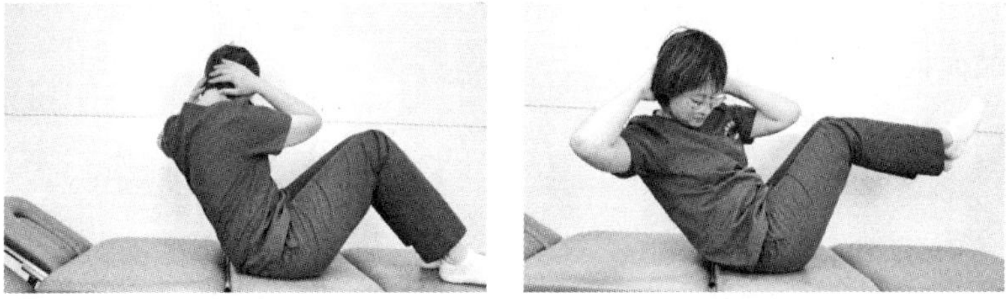

简易十字交叉

(1)　　(2)

图8-1-28　简易十字交叉

三、坐姿训练

（一）弹力带辅助练习呼吸

目的：为锻炼做准备，并促使身体放松。

练习禁忌：如果刚进行过手术，不可使用弹力带，可将手放在胸廓。

设备：没有扶手的椅子，弹力带。

开始：坐在椅子边缘。将弹力带从背后胸罩下缘向前交叉绑于身体前方，双手握住弹力带末端。

练习：吸气，感受大自然的气息，感觉胸腔向前方、两侧及后方扩张（弹力带被拉长）。呼出空气，感觉胸廓变小。

弹力带辅助练习呼吸

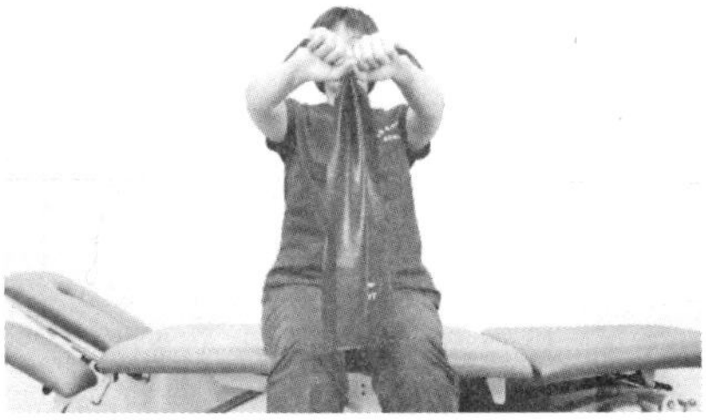

图8-1-29　弹力带辅助练习呼吸

（二）肩胛骨上抬和下沉

目的：缓解紧张的颈部、肩膀和上背部，以及激活肩胛部肌肉。

练习禁忌：无。

设备：无扶手的椅子。

开始：坐在椅子边缘。眼睛直视前方。手臂垂于身体两侧并向下延展。

练习：吸气，同时朝向耳朵上抬肩胛骨。呼气，同时肩胛骨回落到起始位置，指尖触摸椅子。

肩胛骨上抬和下沉

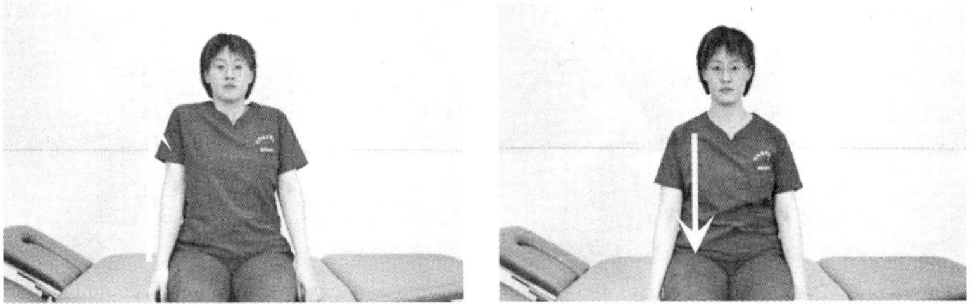

（1）　　（2）

图8-1-30　肩胛骨上抬和下沉

（三）肩胛骨前伸和回缩

目的：热身肩部肌肉，促进适当的肩部运动。

练习禁忌：无。

设备：无扶手的椅子。

开始：坐在椅子边缘。眼睛直视前方。双臂抬至肩高，手掌朝内。

练习：吸气，手指向远处延伸。呼气，同时轻轻将肩胛骨向后拉回。

增加难度：增加0.5～1 kg的手部负重。

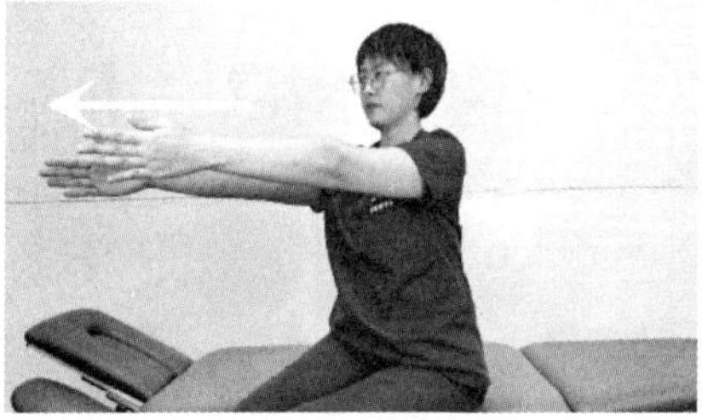

肩胛骨前伸和回缩

图8-1-31 肩胛骨前伸和回缩

（四）肩部转动

目标：热身肩部肌肉，为运动做准备。

练习禁忌：无。

所需设备：无扶手的椅子。

开始：坐在椅子边缘。眼睛直视前方。

练习：吸气，同时将肩膀朝向耳朵上抬，并向后转动。呼气，同时放下肩膀。想象肩膀绕背部围成一个圆圈，肩部上升，环形运动，下降。如果疼痛，可缩小肩膀转动的圈子，同时深呼吸。重复5到8次，然后反方向进行，即向前转动肩膀。

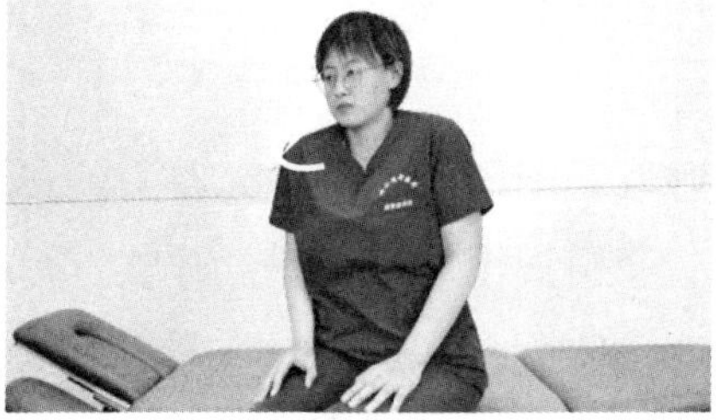

肩部转动

图8-1-32 肩部转动

（五）手臂练习

1.抱树

目标：抱树的动作可以拉伸胸部，同时加强背部肌肉。

练习禁忌：如果刚接受过乳房扩张器植入手术，不要进行该练习，须先跟手术医生确认。

设备：无扶手的椅子，中等大小的健身球。

开始：坐在椅子边缘。将健身球夹在两膝之间，眼睛直视前方。肘部放松，手臂伸展成“T”形，掌心向前。

练习：吸气准备，呼气，像拥抱一棵大橡树一样使手臂围成一个圆。吸气，并保持该姿势。呼气，回到起始位置。

增加难度：增加手部负重（0.5～1 kg）。如果刚进行完手术，在医生允许后方可负重。

抱树

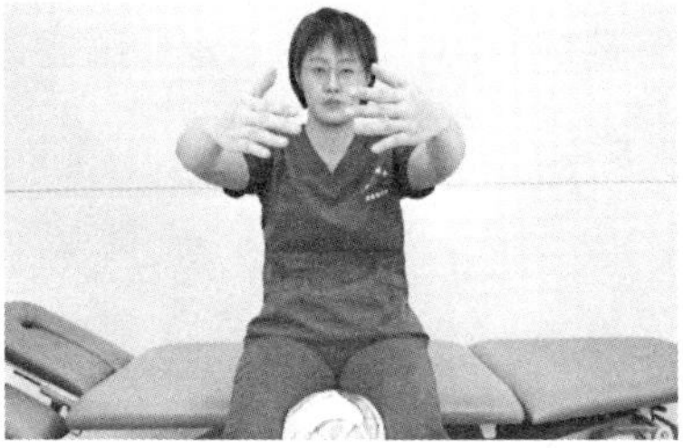

图8-1-33　抱树

2.空中剪刀

目标：拉伸身体两侧及腋下，包括背阔肌。

练习禁忌：如果刚进行完手术，不适合进行该练习，须征求手术医生的意见。

设备：无扶手的椅子，中等大小的健身球。

开始：坐在椅子边缘。将健身球夹在两膝之间，眼睛直视前方。双臂向前伸展与肩部同高，掌心相对。

练习：吸气准备，呼气，朝向天花板举起右手。左臂向下指向地面，就像打开的剪刀一样。吸气，双臂回至起始位置。呼气，抬起左臂伸向天花板，右手向下指向地板。吸气时，双臂回至起始位置。

增加难度：增加手部负重（0.5～1 kg）。如果刚进行完手术，在医生允许后方可负重。

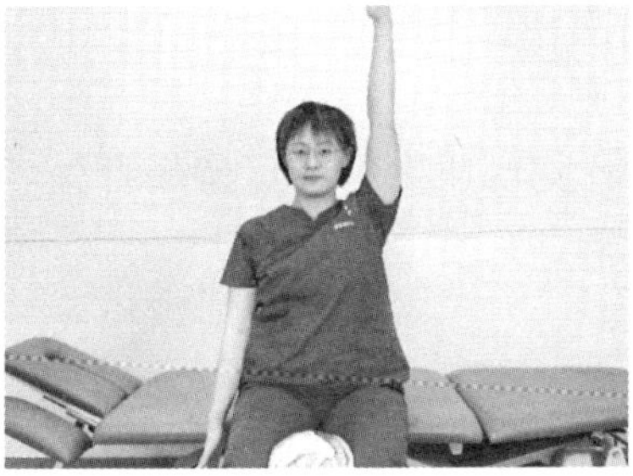

空中剪刀手

图8-1-34　空中剪刀手

3. 开门

目标：增强肩背部的肩袖肌肉力量。

练习禁忌：无。

设备：无扶手的椅子，中等大小的健身球。

开始：坐在椅子边缘。将健身球夹在两膝之间，肘部弯曲90°并贴在腰部。手掌相对，大拇指向上。

练习：吸气准备，呼气，双手向两侧移动。肘部保持贴在腰部。吸气，保持这个姿势。呼气，回到起始动作。

增加难度：增加手部负重（0.5～1 kg），或使用弹力带。如果刚进行完手术，在医生允许后方可负重。

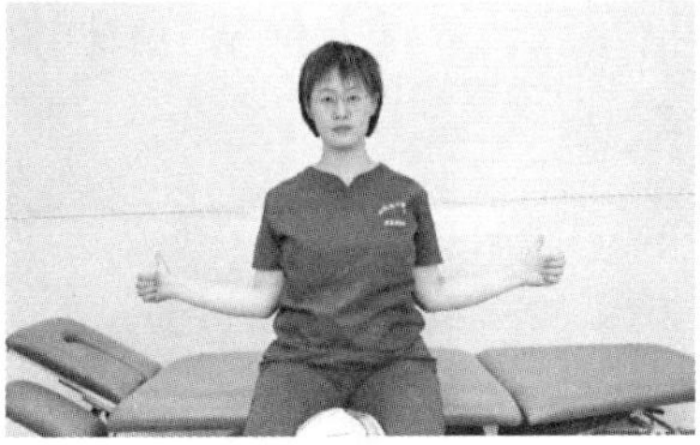

开门

图8-1-35　开门

4. "W"形上举

目标："W"形上举拉伸胸部肌肉，加强背部肌力。

练习禁忌：如果刚接受过手术，将肩关节打开保持在90°，上臂不要超过肩高，并且在得到医生许可前不要使用弹力带。

设备：无扶手的椅子，中等大小的健身球。

开始：坐在椅子边缘。将健身球夹在两膝之间，上臂抬至与肩同高，手掌朝外并弯曲肘部，使之成为“W”的形状。

练习：吸气准备，呼气，将双臂举向天花板。吸气，保持这个姿势。呼气，双臂回到起始位置。

注意事项：在尝试打开胸部肌肉时，保持手臂呈“球门柱”。

增加难度：使用弹力带。

“W”形上举

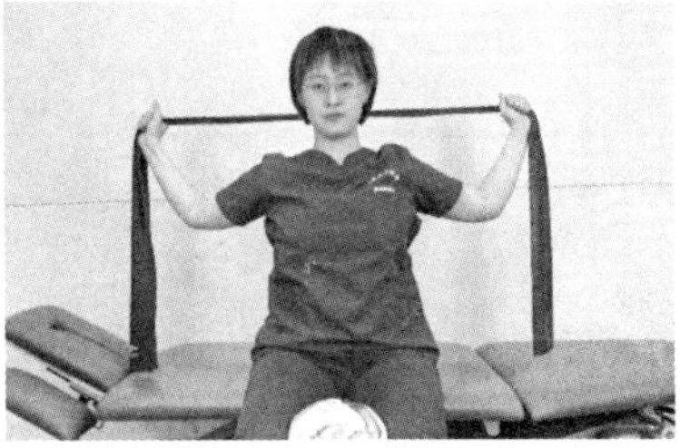

图8-1-36 “W”形上举

（六）踏步双臂上抬

目标：加强腿部、背部和肩部肌肉的耐力。

练习禁忌：如果刚接受过手术，不要使用哑铃。

所需设备：无扶手的椅子，哑铃（0.5～1 kg）。

开始：坐在椅子边缘。双臂自然垂于身体两侧，双手持哑铃。

练习：吸气准备，呼气，抬右膝，双臂上抬至与肩同高。吸气，右膝和手臂回至起始位置。呼气，抬左膝，双臂上抬至与肩同高。

注意事项：保持髋部稳定。

降低强度：不使用哑铃。

踏步双臂上抬

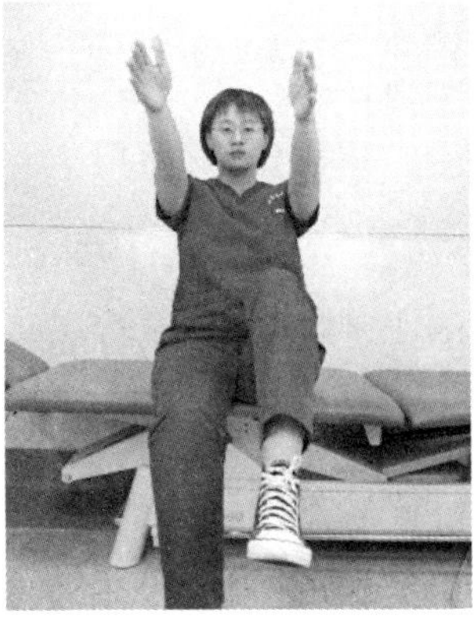

图8-1-37 踏步双臂上抬

（七）踏步手臂空中剪刀

目标：加强肩部力量，增加耐力，挑战协调能力。

练习禁忌：如果刚接受过手术，不要使用哑铃。

设备：无扶手的椅子，哑铃（0.5～1 kg）。

开始：坐在椅子边缘。双臂向前伸展与肩同高，掌心相对，手持哑铃。

练习：先举起右手，然后抬起左脚，踏步，保持30秒。吸气，踏步；呼气，把右手举至最高处，左手下垂于身体一侧。吸气，双臂回到起始位置呼气，把左手举至最高处，右手下垂于身体一侧。

降低强度：不使用哑铃。

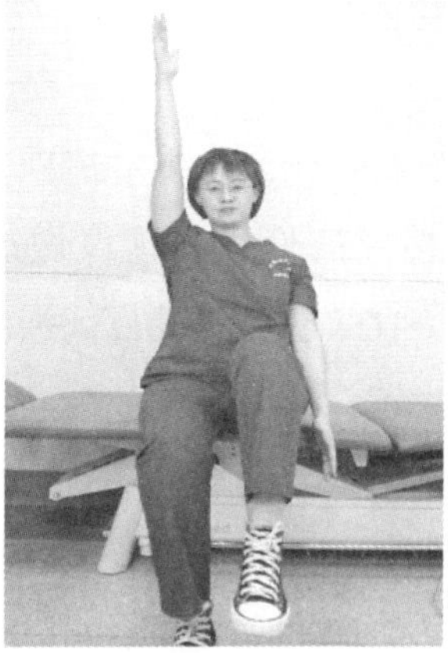

图8-1-38　踏步手臂空中剪刀

踏步手臂空中剪刀

（八）弹力带划船

目标：加强背部，稳定肌肉的力量。

禁忌：如果刚接受过手术，在得到医生许可之前，不要增加负重。

所需设备：无扶手的椅子，弹力带。

开始：坐在椅子边缘。将弹力带放在膝盖前面，双手持弹力带两端。

练习：吸气准备，呼气，双臂向后拉弹力带，肩胛骨向背部中间靠拢。双臂回到初始位置。

降低强度：不使用弹力带。

弹力带划船

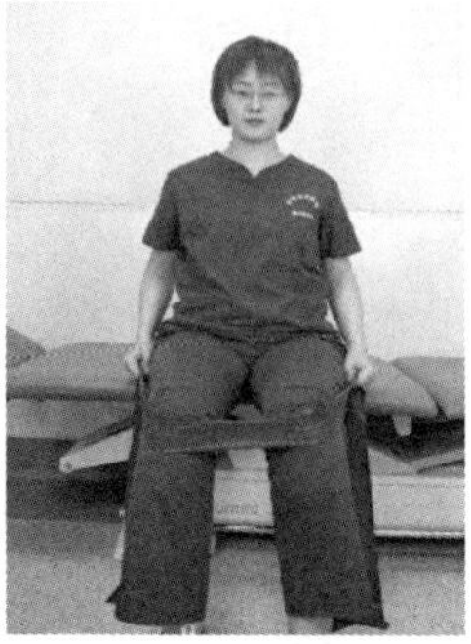

图8-1-39　弹力带划船

四、站姿训练

（一）原地踏步

目标：热身，加速四肢血液循环，改善平衡性、耐力和肌力。

练习禁忌：如果有周围神经病变，不建议做这个练习。如果佩戴引流管，此项练习较为困难。膝盖不要抬得过高，进行低强度的练习。

装备：定时器或秒表。

开始：面向前方站立，双脚分开与髋同宽。骨盆中立位；如果有背部疾病，采取骨盆后倾位。胸腔在臀部正上方。双手放在身体两边，肩部放松。双眼直视前方。利用定时器或秒表设置30秒的时间。

练习：原地进行，踏步时尽可能高地抬起膝盖，身体不要向前弯曲。坚持锻炼30秒。

注意事项：肩部挺直，背部不要后伸或前倾。

增加难度：加上手臂摆动。

原地踏步

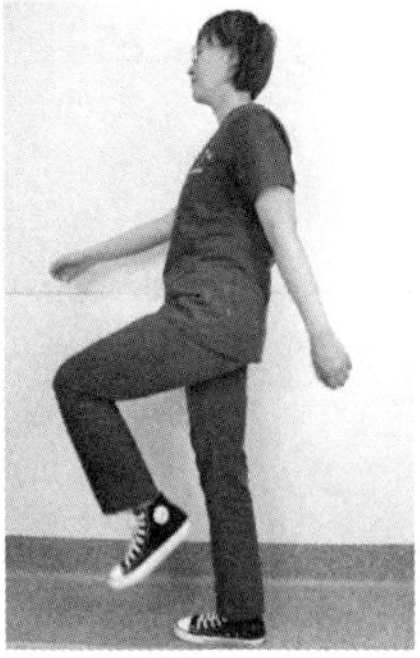

图8-1-40　原地踏步

（二）肩胛骨上抬和下沉

目标：提高肩胛骨的灵活性，为肩部运动做准备。

练习禁忌：如果有周围神经病变，不推荐此项运动。

开始：背部靠墙站立；双脚距离墙面15～30 cm，分开与髋同宽；双膝微屈，肩胛骨和头靠墙。

练习：吸气，肩胛骨向耳朵方向运动。呼气，肩部肌肉向下伸展，指尖向地板延展。

肩胛骨上抬和下沉

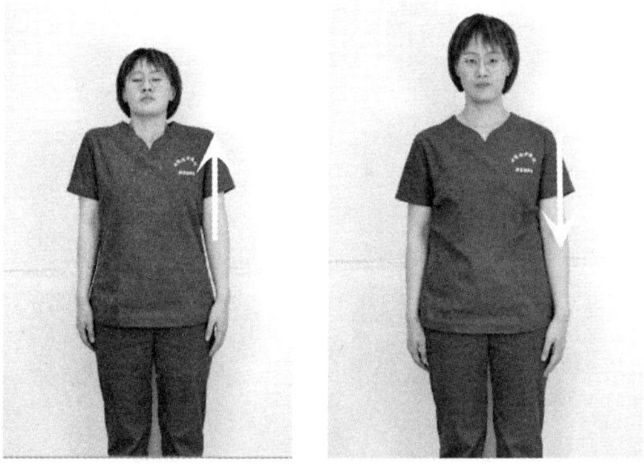

（1）　　（2）

图8-1-41　肩胛骨上抬和下沉

（三）肩胛骨前伸和回缩

目标：激活和加强肩胛肌肉，以改善肩部功能。

练习禁忌：如果有周围神经病变，不推荐这项运动。

开始：背部靠墙站立，脚距离墙面15～30 cm，双脚分开与髋同宽。

练习：吸气，双臂向前伸展。肩胛骨离开墙壁。呼气，肩胛骨靠拢。

增加难度：在中背部、腰背部和墙之间放一个大治疗球，双脚离墙的距离会更远。

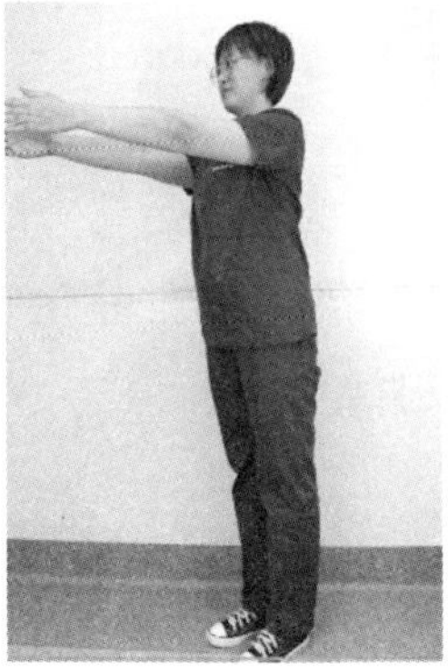

肩胛骨前伸和回缩

图8-1-42 肩胛骨前伸和回缩

（四）靠墙蹲

目标：加强股四头肌力量。

练习禁忌：如果有周围神经病变，不推荐这项运动。

开始：背部靠墙站立，脚距离墙面15～30 cm，双脚分开与髋同宽。

练习：吸气开始，呼气，双膝弯曲90°，重量大部分集中在脚跟。吸气，身体回到起始位置。

注意事项：保持脊柱和起始位置时一样。

增加难度：在中背部、腰背部和墙之间放一个大治疗球。蹲下后，保持双膝在弯曲位5到10秒再站起来。

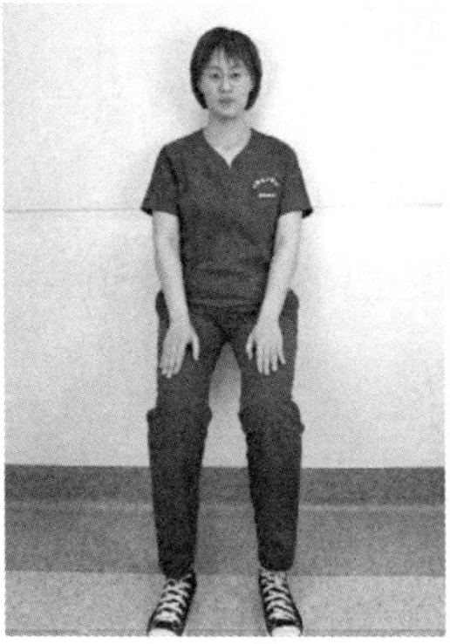

靠墙蹲

图8-1-43 靠墙蹲

（五）一位脚靠墙蹲

目标：加强大腿内侧力量，练习核心和盆底肌力量。

练习禁忌：如果有周围神经病变，不推荐这项运动。

开始：背部靠墙站立，脚距离墙面15～30 cm，双脚分开与髋同宽。两脚尖分别朝向两边，肩胛骨和头贴墙。

练习：吸气开始，呼气，弯曲膝盖，同时保持脚跟靠拢。呼气，回到起始位置。然后慢慢站起，并拢大腿内侧。

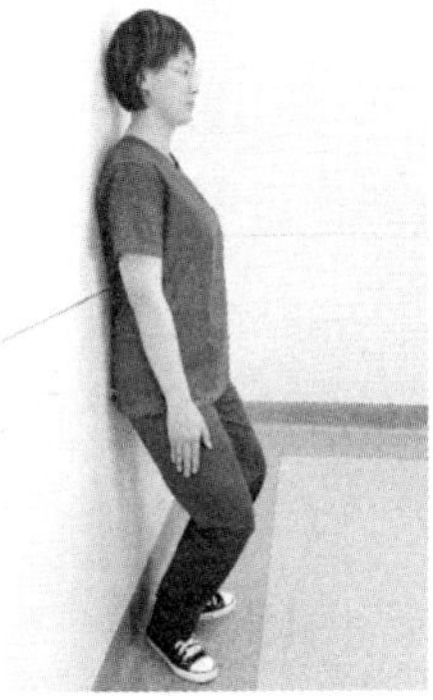

一位脚靠墙蹲

图8-1-44　一位脚靠墙蹲

（六）靠墙提踵

目标：加强踝关节力量。

练习禁忌：如果有周围神经病变，不推荐这项练习。

开始：背部靠墙站立，脚距离墙面15～30 cm，双脚分开与髋同宽，脚趾向前。

练习：吸气开始，呼气，双脚跟上抬离开地面。吸气，保持这个姿势5到10秒，保持平衡。呼气，回到起始位置。

增加难度：随着平衡力的提高，可侧身靠墙站立。一只手扶墙，以防止失去平衡，也可在腰背部和墙之间放一个大瑜伽球。

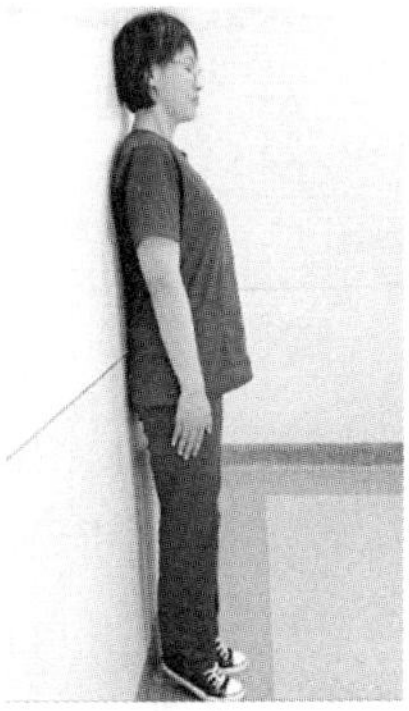

靠墙提踵

图8-1-45　靠墙提踵

（七）手臂侧平举

目标：增加平衡性、耐力、协调性，以及骨盆稳定性。

练习禁忌：如果有周围神经病变，不推荐这项练习。

开始：双脚分开与髋同宽，双脚平行站立。眼睛直视前方。设置计时器或秒表30秒。

练习：在吸气和呼气的同时原地踏步，始终保持骨盆稳定。尽所能抬高膝盖（身体不要前倾）。增加手臂动作，手臂上抬至“T”形位置，拇指向上。坚持30秒。

注意事项：当感受无不适时，逐步增加时间至1分钟。

增加难度：双手持哑铃（0.5～1 kg），手掌朝下，如果刚接受过手术，须在医生允许后方可使用哑铃。

手臂侧平举

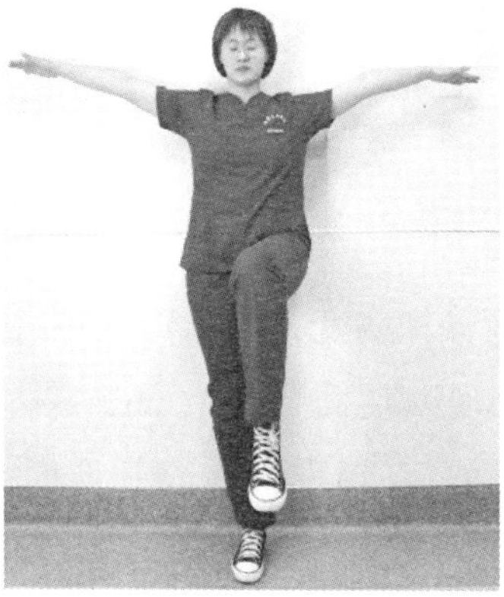

图8-1-46　手臂侧平举

（八）站姿空中剪刀

目标：增加平衡性、协调性和力量。

练习禁忌：如果有周围神经病变，不推荐这项练习。

开始：双脚分开与髋同宽，双脚平行站立。设置计时器或秒表30秒。

练习：踏步开始。保持骨盆中立位，原地踏步。尽所能抬高膝盖（身体不要前倾）。吸气，向前上抬双臂与肩同高，手掌相对。呼气，右臂继续上抬，左臂落下，就像打开的剪刀。吸气，双臂回至与肩同高。呼气，左臂上抬，右臂落下。继续原地踏步的同时重复交换手臂的运动。坚持30秒。

注意事项：感觉无不适时，可逐步增加时间至1分钟。

增加难度：双手持哑铃（0.5～1千克）。如果刚接受过手术，在医生允许后方可使用哑铃。

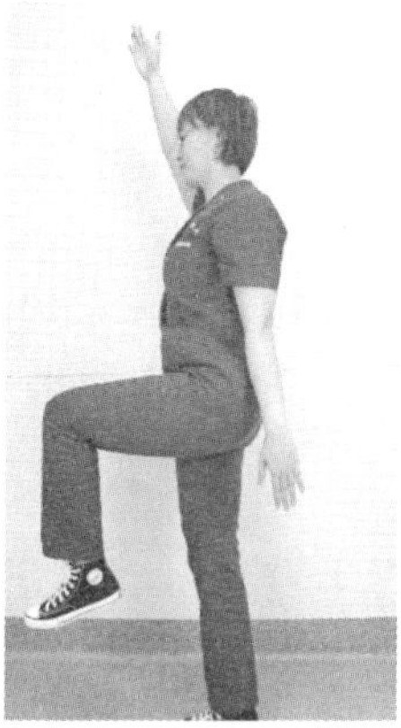

图8-1-47　站姿空中剪刀

站姿空中剪刀

（九）弹力带划船

目标：加强中背部肌力，改善肩关节稳定性。

练习禁忌：如果有周围神经病变，不推荐站着进行这项练习，可坐着进行锻炼。如果刚接受过手术，不要使用弹力带。

装备：弹力带。

开始：双脚分开与髋同宽，双脚平行站立。用弹力带缠绕固定点。双臂放在身体两侧，双手抓住弹力带末端，肘关节弯曲。

练习：吸气开始，呼气弯曲肘关节，向后拉弹力带。吸气，双臂回正。

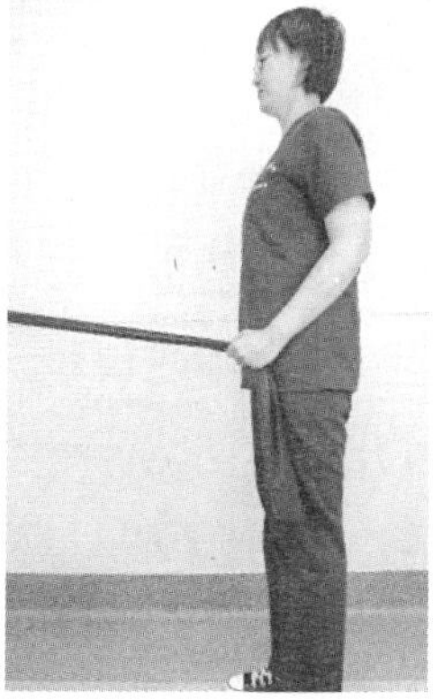

图8-1-48　弹力带划船

弹力带划船

（十）单腿站百次拍击

目标：改善平衡能力。

禁忌：如果有周围神经病变，不建议该运动。

开始：背靠在墙上，双脚分开与髋同宽，距离墙壁15～30 cm，双脚平行站立。

练习：吸气开始，呼气，轻轻抬起右腿，离地5～8 cm。吸气，将手臂抬起45°，或与肩同高。呼气，通过肩胛肌肉收缩带动手臂拍击5次。一吸一呼为1组，5组后换腿。

注意事项：可一次抬起一只手臂，另一只手臂靠在墙上。若感到不适，取消该练习。

降低难度：大脚趾轻轻点在地板上。

单腿站
百次拍击

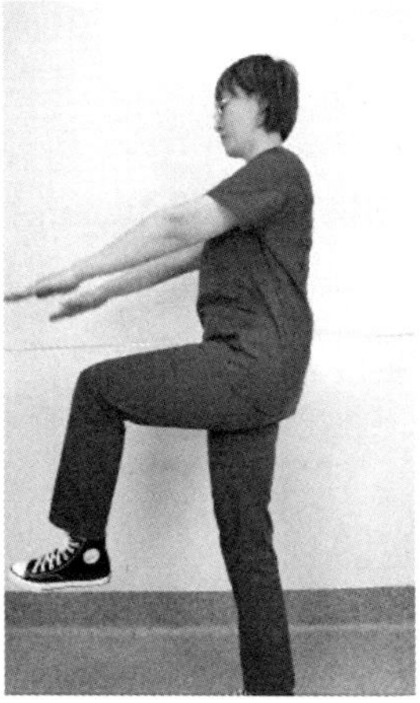

图8-1-49　单腿站百次拍击

（十一）单腿踢

目标：加强臀大肌力量，增强平衡能力。

练习禁忌：如果有周围神经病变，不建议该运动。

开始：面朝前站立，双脚打开与髋同宽。

练习：伸展右腿，脚向上勾。用鼻子吸气，从臀部到前面踢2次右腿。呼气，绷脚，踢到背后。

降低难度：扶着墙或椅子作为支撑。

增加难度：手持哑铃（0.5～1 kg）。如果刚接受过手术，须医生允许后方可使用哑铃。

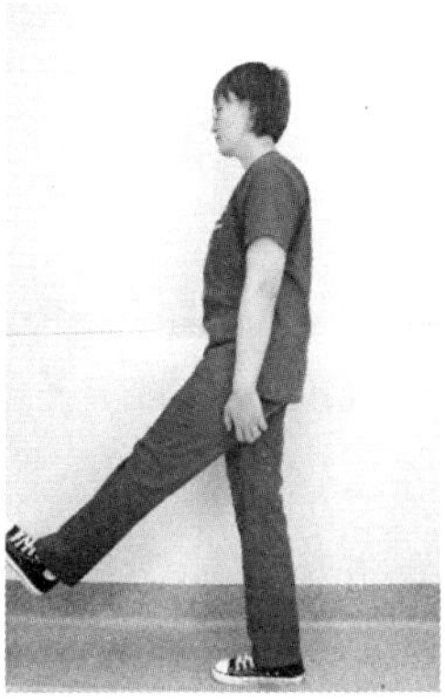

图8-1-50　单腿踢

单腿踢

第二节　二十四式太极拳

太极拳是我国群众基础非常广泛的健身气功，属于有氧运动，经常练习可增强人的心肺功能，调节神经系统的兴奋性，有效增强人体免疫力。太极拳运动可单独锻炼，也可团队式锻炼。这种运动模式，对乳腺癌术后患者而言，在治疗期间乃至出院后，仍可有效进行功能锻炼。若采取团队锻炼模式，可利用与他人之间的互相影响，起到事半功倍的效果。太极拳所具有的运动康复功能，被广泛应用于乳腺癌患者锻炼活动之中。

二十四式太极拳整体缓慢，动作柔和，其独特的上肢运动更适合乳腺癌患者进行康复锻炼。从动作上看，太极拳上肢动作做匀速运动，使患肢逐渐得到拉伸，患侧上肢附近因手术受损的肌纤维得到锻炼，进而加速患者康复。

太极拳的基本动作及要求

（一）手型

1拳：五指卷曲，拇指压于示指、中指第二节上，握拳不可太紧。

2掌：五指自然舒展，掌心微含，虎口成弧形。手指不可僵直，也不可过于弯曲。

3勾：五指第一节捏拢，屈腕，手指和腕部都要松活自然。

（二）身法

头：“虚灵顶劲”，不可偏歪或摇摆。

颈：自然竖直，肌肉不可紧张。

肩：保持松沉，不可耸起，也不可后张或前扣。

肘：沉坠下垂，自然弯曲，不可僵直或扬起。

胸：舒松自然，不要外挺，也不要故意内缩。

背：舒展拔伸，不可弓背（驼背）。

腰：自然松垂，不可后弓或前挺。

脊：保持正直，不可左歪右斜，前挺后弓。

臀、胯：臀要注意收敛，不可向后突出或摇摆；胯要松、缩、正，不可左右突出歪扭。

膝：伸屈自然柔和。

（三）眼法

定势时，眼平视前方或注视两手；换式时，眼与手法、步法、身法协调配合。

第三节 八段锦

八段锦是一套独立而完整的健身运动，起源于南宋，其名称出自洪迈所著《夷坚导·众妙篇》。现代的八段锦在内容上有所改变，分为八段，每段一个动作，故名为“八段锦”。练习无须器械，不受场地局限，且简单易学。太极拳和八段锦这种融于舒缓音乐节奏的集体运动有利于患者身心得以放松，不良情绪得以宣泄，获得精神上的愉悦，有助于改善食欲及睡眠质量，从而提高生活自理能力和免疫力，提升生活质量。

八段锦口诀：

双手托天理三焦，左右开弓似射雕。
调理脾胃须单举，五劳七伤往后瞧。
摇头摆尾去心火，两手攀足固肾腰。
攒拳怒目增力气，背后七颠百病消。

第四节　文娱活动

肿瘤术后患者有充足的闲暇时间，他们生活中的需求类型也逐渐多样，尤其是文化娱乐的需求种类越来越多。大部分术后患者会伴随一定程度的社会岗位脱离，突然间过多闲居家中，久而久之产生精神空虚感和孤单感。对此现象，我们可以帮助他们，使空闲生活被文娱项目填充。患者可以通过文娱活动或与病友的群体交流过程，找到自我，找到社会归属感。

对于肿瘤术后的患者来说，文化娱乐生活最重要的一点，是可以为其提供情感交流，增加患者的自我存在感。他们参加文化活动项目多样，书法绘画、音乐戏曲、游泳、乒乓球等各类文娱活动，可供不同需求的人进行不同的娱乐活动，患者也可以根据自己的兴趣和身体状况来自由选择。

患者术后的空闲生活并不是与社会连接终止的开始，而是对不同的领域有着热切的探索欲望，享受生活的开始。不局限于一些文化知识和生活常识，也可以参与各种学习交流会，拥有丰富的娱乐休闲和陶冶情操的途径。在满足自己各种需求的同时，也极大地丰富了自己的业余生活，提高生活质量，进而提升其社会活动参与程度，可以最大限度地提升和发挥自己的价值。所以，多参与文娱活动有益于身心健康，获得自我价值感，提升生活品质。

参考文献

[1]马飞，卢雯平，徐兵河．乳腺癌全方位全周期健康管理[M]．上海：上海科学出版社，2018，03：35-37.

[2]江泽飞，李健斌，李峰．乳腺癌治疗决策：经验到循证精准到智能[J]．中国实用外科杂志，2018，38(11)：1222-1226.

[3]刘荫华，刘真真，王翔，等．乳腺癌改良根治术专家共识及手术操作指南(2018版)[J]．中国实用外科杂志，2018，38(08)：851-854.

[4]杨文涛，步宏．乳腺癌新辅助治疗后的病理诊断专家共识[J]．中华病理学杂志，2015，44(4)：232-236.

[5]中国抗癌协会乳腺癌专业委员会．中国抗癌协会乳腺癌诊治指南与规范(2019)[J]．中国癌症杂志，2019，29(8)：609-680.

[6]陈晨，谷薇娜，陈园园，等．乳腺癌术后相关淋巴水肿危险因素的Meta分析[J]．循证护理，2021，7(07)：866-874.

[7]黄婧慧，黄枫，朱佩，等．女性乳腺癌术后上肢淋巴水肿危险因素调查分析[J]．康复学报，2019，29(5)：5-9.

[8]秦子舒，蒲晓田，马淑然，等．"指尖易筋疗法"在乳腺癌术后上肢淋巴水肿治疗中的应用[J]．环球中医药，2021，14(07)：1297-1299.

[9]刘英，李群，吕大鹏，等．有氧运动联合康复护理干预在乳腺癌术后淋巴水肿的应用效果[J]．中华损伤与修复杂志(电子版)，2021，16(02)：170-174.

[10]王琴宇，周冰．压力波治疗仪联合功能康复锻炼对乳腺癌术后患者上肢淋巴水肿及康复的影响[J]．医疗装备，2021，34(11)：169-170.

[11]龚智逊，徐英，吕莉萍，等．负压淋巴回流促进系统联合结构性康复训练

对乳腺癌患者腋窝淋巴结清扫术后上肢淋巴水肿和生存质量的影响[J].中国医学前沿杂志(电子版),2021,13(06):58-62.

[12]王永菊,杨英,曾令娟,等.乳腺癌术后淋巴水肿CDT治疗效果分析[J].河北医药,2020,42(01):147-150.

[13]赵鹏.肌肉效贴联合等速肌力训练治疗乳腺癌术后淋巴水肿的效果研究[J].中外医学研究,2021,19(16):153-155.

[14]霍永平,阎丽婷,夏利敏,等.地奥司明联合负压淋巴回流治疗乳腺癌术后上肢淋巴水肿疗效分析[J].中国现代普通外科进展,2021,24(04):296-298.

[15]顾吉娜,陈琳.乳腺癌术后丹毒12例分析[J].中华皮肤科杂志,2015,48(09):646-647.

[16]张丽娟,钟巧玲,罗庆华,等.自制T型高密度泡沫联合特殊技巧加压包扎在宫颈癌术后外阴Ⅱ级淋巴水肿组织纤维化中的应用[J].齐鲁护理杂志,2020,26(24):31-34.

[17]贾杰.规范乳腺癌术后上肢淋巴水肿的诊治流程[J].中国康复医学杂志,2018,33(04):375-37.

[18]李益平,张颖,杜金刚.等速肌力训练对乳腺癌术后淋巴水肿的疗效观察[J].中国康复,2015,30(03):201-203.

[19]梁菲菲.渐进式阻力训练对乳腺癌患者改良根治术后上肢淋巴水肿及生活质量的影响[J].河南医学研究,2020,29(35):6718-6720.

[20]中国抗癌协会乳腺癌专业委员会.中国抗癌协会乳腺癌诊治指南与规范(2021年版)[J].中国癌症杂志,2021,31(10):954-1040.

[21]梁倩芳.肠内营养对乳腺癌术后患者营养状况的影响[J].广州医药,2013,44(3):31-33.

[22]张凯辉,段蕾.乳腺癌化疗病人全程化营养风险评估及干预的进展[J].东方药膳,2021,(3):296-297.

[23]徐丽芳.乳腺癌患者的饮食指导[J].中国中医药资讯,2011,3(2):165.

[24]胡维琴.乳腺癌患者化疗期间饮食指导及饮食护理方法[J].饮食保健,2020,7(35):202.

[25]宋敏.乳腺癌术后辅助化疗患者营养状况与化疗不良反应的关联性分析[J].实用临床护理学电子杂志,2020,5(11):191-192.

[26]陆红,刘翠珍,刘忠荣.整体护理干预在乳腺癌化疗期间胃肠道反应的效

果分析[J].国际护理学杂志,2020,39(15):2836-2840.

[27]苏明,刘功俭.乳腺癌术后疼痛及阵痛方法的研究进展[J].国际麻醉学及复苏杂志,2016,37(6):543-546.

[28]郎宏杰,林素凤.不同镇痛模式对乳腺癌患者术后疼痛程度的影响[J].中国妇幼健康研究,2018,29(4):525-528.

[29]辛玲,冯艺.乳腺癌术后疼痛综合征的前瞻性研究及相关因素分析[J].中国疼痛医学杂志,2013,19(3):159-163.

[30]李博然,张享,王鑫,等.乳腺癌术后疼痛综合征发生的危险因素[J].中国实验诊断学,2017,21(5):926-928.

[31]王美旭.综合护理干预对乳腺癌术后疼痛及焦虑心理的影响研究[J].临川医药文献电子杂志,2019,6(68):139-142.

[32]黄艳芳,雷银富,李世珍,等.乳腺癌术后疼痛综合征发生情况及影响因素分析[J].西南医科大学学报,2019,42(3):280-283.

[33]马晓雨,张睿,张雅珊,等.乳腺癌术后疼痛管理的研究进展[J].临床与病理杂志,2020,40(6):1596-1604.

[34]陈苏,陈立芳,冯晴.乳腺癌化疗病人全程化营养风险评估及干预的研究进展[J].循证护理,2020,06:514-518.

[35]王岩.乳腺癌患者的饮食指导[J].中国食品,2021,09:147-149.

[36]姜来,朱晓燕,张钧,等.乳腺癌术后疼痛综合征干预策略的研究进展[J].职业与健康,2021,37(8):1149-1152.

[37]胡海北,权广前,陈强,等.乳腺癌术后疼痛综合征的发生情况及其危险因素分析[J].癌症进展,2019,17(4):445-448.

[38]薛翠翠,刘均娥,苏娅丽,等.乳腺癌康复者自我形象的团体接纳与承诺干预方案构建及其初步验证[J].中国护理管理,2015,15(01):8-12.

[39]裘佳佳,李平.有氧运动对提高乳腺癌康复期患者生命质量的Meta分析[J].中华护理杂志,2017,52(03):300-306.

[40]俞晓梅,严谨.乳腺癌康复期患者体力活动水平及影响因素分析[J].护理学报,2018,25(10):5-9.

[41]罗世香,刘均娥,肖树芹.乳腺癌康复者重返工作岗位相关研究现状[J].中国护理管理,2016,16(02):199-202.

[42]强万敏.乳腺癌患者全程多维康复管理模式的构建[J].中国护理管理,

2018,18(S1):21-23.

[43]徐青,远丽,李青,等.乳腺癌康复治疗现状与进展[J].中国康复理论与实践,2014,20(02):101-104.

[44]彭翠娥,谌永毅,王卫红.全人护理模式在老年乳腺癌术后患者中的应用实践[J].中国护理管理,2014,14(02):198-201.

[45]蔺子,蒋亚茹,姚倩,等.乳腺癌术后患者延续性护理的研究进展[J].临床医学研究与实践,2021,6(01):193-195.

[46]陈娇龙,胡成文,陆天雅.快速康复下乳腺癌患者术后患肢功能锻炼及效果评价研究进展[J].山西医药杂志,2021,50(01):34-37.

[47]王卉,冯微,赵毅.强度适量锻炼对乳腺癌康复期患者癌因性疲乏的改善作用[J].中国继续医学教育,2021,13(06):189-192.

[48]尹梅,翟宏伟,王静,等.分阶段康复护理对乳腺癌手术患者上肢功能与生活质量的影响[J].中外医疗,2021,40(11):146-148+152.

[49]叶晓露,徐静娟,高雪娟,等.乳腺癌术后居家患者基于运动捕捉技术的康复训练[J].护理学杂志,2021,36(13):86-90.

[50]苏闪闪,郑蔚,康婷婷,等.康复期老年乳腺癌患者疏离感现状及影响因素分析[J].解放军护理杂志,2021,38(08):34-37.

[51]王瑜萍.女性乳腺癌患者益处发现的发展轨迹与功能[D].中南大学,2014.

[52]潘晓琼.女性乳腺癌患者康复服务项目计划书[D].华中师范大学,2014.

[53]薛曹怡.上海社区乳腺癌患者生命质量现况及社区干预对策研究[D].复旦大学,2009.

[54]刘寒影.乳腺癌患者生活适应过程研究[D].华东理工大学,2021.

[55]刘宁飞.淋巴水肿:诊断与治疗[M].北京:科学出版社,2014:155-157.

[56]Irigo M, Coscarelli L, Rancati A. Anatomical basis of pedicles in breast reduction[J].Gland Surg,2017,6(2):154-162.

[57]Pickren J W. Lymph node metastases in carcinoma of the female mammary gland[J].Bull Roswell Park Mem Inst,1956,1:79.

[58]Berg J W.The significance of axillary node level of breast cancer[J].Cancer,1955,8(4):776-778.

[59]Suami H, Pan W R, Mann G B, et al. The lymphatic anatomy of the breast

and its implications for sentinel lymph node biopsy:a human cadaver study[J]. Ann Surg Oncol, 2008, 15(3): 863-871.

[60]Potter C S, Watson R J, Williams G T, et al.The effect of age and menstrual cycle upon proliferative activity of the normal human breast[J]. Br J Cancer, 1988, 58: 163.

[61]Battersby S, Anderson T J.Proliferative and secretory activity in the pregnant and lactating human breast[J].Virchows Archiv A, 1988, 413(3):189-196.

[62]Soderqvist G, Isaksson E, yon Schouhz B, et al. Proliferation of breast epithelial cellls in healthy women during the menstrual cycle [J].Am J Obstet Gynecol, 1997, 176:123-128.

[63]Robinson G W. Cooperation of signalling pathways in embryonic mammary gland development[J].Nat Rev Genet, 2007, 8(12):963-972.

[64]Bray F, Ferlay J, Soerjomataram I, et al. (2018) Global Cancer Statistics 2018: GLOBOCAN Estimates of Incidence and Mortality Worldwide for 36 Cancers in 185 Countries[J].CA: A Cancer Journal for Clinicians, 68(6), 394-424.

[65]Chen W Q, Zheng R S, Baade P D, et al.Cancer statistics in China, 2015 [J].CA Cancer j Clin, 2016, 66(2):115-132.

[66]Morey B N, Gee G C, Ehrenstein O S, et al.Higher Breast Cancer Risk Among Immigrant Asian American Women Than Among US-Born Asian American Women[J]. Prev Chronic Dis, 2019, 16:20.

[67]Clavel-Chapelon F. Differential effects of reproductive factors on the risk of pre-and postmenopausal breast cancer. Results from a large cohort of French women [J].Br J Cancer 2002, 86(5):723-727.

[68]Bernstein L, Ross R K. Endogenous hormones and breast cancer risk[J]. Epidemiol Rev, 1993, 15(1):48-65.

[69]Engmann N J, Golmakani M K, Miglioretti D L, et al.Population Attributable Risk Proportion of Clinical Risk Factors for Breast Cancer[J].JAMA Oncol, 2017, 3 (9):1228-1236.

[70]Thakur P, Seam R K, Gupta M K, et al.Breast cancer risk factor evaluation in a Western Himalayan state: A case-control study and comparison with the Western World[J].South Asian J Cancer, 2017, 6(3): 106-109.

[71]Nichols H B, Schoemaker M J, Cai J, et al.Breast Cancer Risk After Recent Childbirth:A Pooled Analysis of 15 Prospective Studies[J].Ann Intern Med,2019,170(1):22–30.

[72]Badr L K, Bourdeanu L, Alatrash M, et al.Breast Cancer Risk Factors: a Cross–Cultural Comparison between the West and the East[J].Asian Pac J Cancer Prev,2018,19(8):2109–2116.

[73]Trichopoulos D, Hsieh C C,MacMahon B, et al. Age at any birth and breast cancer risk[J]. Int J Cancer 1983;31(6):701–704.

[74]Collaborative Group on Hormonal Factors in Breast Cancer.Breast cancer and breastfeeding: collaborative reanalysis of individual data from 47 epidemiological studies in 30 countries, including 50302 women with breast cancer and 96973 women without the disease[J]. Lancet 2002: 360 (9328):187–195.

[75]La Vecchia C, Negri E, Boyle P.Reproductive factors and breast cancer: an overview[J].Soz Praventivmed 1989,34(3):101–107.

[76]Rosner B,Colditz G A,Willett WC.Reproductive risk factors in a prospective study of breast cancer: the Nurses'Health Study.Am J Epidemiol 1994,139(8):819–835.

[77]Ellisen L W, Haber D A. Hereditary breast cancer[J].Annu Rev Med, 1998,49:425–436.

[78] Nielsen F C, Overeen Hansen T, Sorensen C S. Hereditary breast and ovarian cancer: new genes in confined pathways[J].Nat Rev Cancer,2016, 16(9):599–612.

[79]Foulkes W D.Inherited susceptibility to common cancers[J].N Engl J Med, 2008,359(20):2143–2153.

[80] Stratton M R, Rahman N. The emerging landscape ofbreast cancer susceptibility[J].Nat Genet,2008,40(1):17–22.

[81]Weitzel J N, Blazer K R, MacDonald D J, et al. Genetics, genomics, and cancer risk assessment: state of the artand future directions in the era of personalized medicine[J].CA Cancer J Clin,2011,61(5):327–359.

[82]Chen S, Parmigiani G.Meta–analysis of BRCA1 and BRCA2 penetrance [J]. J Clin Oncol,2007,25(11):1329–1333.

[83] Yao L, Sun J, Zhang J, et al. Breast cancer risk in Chinese women with BRCA1 or BRCA2 mutations [J].Breast Cancer Res Treat, 2016, 156 (3) : 441-445.

[84] Sun J, Meng H, Yao L, et al. Germline mutations in cancer susceptibility genes in a large series of unselected breast cancer patients[J].Clin Cancer Res, 2017, 23(20):6113-6119.

[85] Haskaran K, Douglas I, Forbes H, et al. Body-mass index and risk of 22 specific cancers: a population-based cohort study of 5.24 million UK adults [J]. Lancet2014384(9945):755-765.

[86] Deng T, Lyon C J, Bergin S, et al.Obesity, inflammation, and cancer[J].Annu Rev Pathol.2016, 11:421-449.

[87] Renehan A G, Tyson M, Egger M, et al. Body-mass index and incidence of cancer: a systematic review and meta-analysis of prospective observational studies[J]. Lancet, 2008, 371(9612):569-578.

[88] Eliot B W, Sharma J B, Mascarenhas L J. Oestrogen replacement therapy after oophorectomy[J].BMJ, 1992, 305(6855):712.

[89] Iyengar P, Combs T P, Shah S J, et al. Adipocyte-secreted factors synergistically promote mammary tumorigenesis through induction of anti-apoptotic transcriptional programs and proto-oncogene stabilization [J]. Oncogene, 2003, 22 (41):6408-6423.

[90] Feigelson H S, Patel A V, Teras L R, et al.Adult weight gain and histopathologic characteristics of breast cancer among post-menopausal women[J].Cancer, 2006, 107(1):12-21.

[91] Hao J, Zhang Y, Yan X, et al. Circulating adipose fatty acid binding protein is a new link underlying obesity-associated breast/mammary tumor development [J]. Cell Metab, 2018, 28(5):689-705.

[92] Rios Garcia M, Steinbauer B, Srivastava K, et al. Acetyl-CoA carboxylase1-dependent protein acetylation controls Breast cancer metastasis and recurrence[J].Cell Metab, 2017, 26(6):842—855.

[93] Garvey W T, Mechanick J I, Brett E M, et al. American Association of clinical endocrinologist and American College of endocrinology comprehensive clinical practice guidelines for cancer care of patients with obesity[J].Endocr Pract, 2016, 22(3):201-

203.

[94] Mathus-Vliegen L, Toouli J, Fried M, et al. World Gastroenterology Organization global guidelines on obesity[J].J Clin Gastroenterol, 2012, 46(7):555-561.

[95] Morarji K, McArdle O, Hui K, et al. Curr Oncol. Ovarian function after chemotherapy in young breast cancer survivors[J].Curr Oncol, 2017, 24(6):494-502.

[96] Goncalves V, Quinn G P. Review of fertility preservation issues for young women with breast cancer[J]. Hum Fertil (Camb), 2016, 19(3):152-165.

[97] Benedict C, Thom B, Teplinsky E, et al.Family- building after breast cancer: considering the effect on adherence to adjuvant endocrine therapy [J]. Clin Breast Cancer, 2017, 17(3):165-170.

[98] Mccray D, Simpson A B, Flykct R, et al.Fertility in Women of Reproductive Age After Breast Cancer Treatment: Practice Patterns and Outcomes [J]. Annals of Surgical Oncology, 2016, 23(10):1-7.

[99] Shandley L M, Spencer J B, Fothergill A, et al.Impact of tamoxifen therapy on fertility in breast cancer survivors[J].Fertil Steril, 2017, 107(1):243-252.

[100] Liu F C , Lin H T , Kuo C F , et al. Epidemiology and survival outcome of breast cancer in a nationwide study[J]. Oncotarget, 2017, 8(10):16939-16950.

[101] GROUP T A S. Health-related quality of life and psychological distress among cancer survivors in Southeast Asia: results from a longitudinal study in eight low-and middle-income countries[J].BMC Medicine, 2017, 15(1):230-241.

[102] Lee C E, Kim S, Kim S , et al. Effects of a Mindfulness-Based Stress Reduction Program on the Physical and Psychological Status and Quality of Life in Patients With Metastatic Breast Cancer[J]. Hol Nursing Practice, 2017, 31(4):260-269.

[103] Chou A F , Stewart S L , Wild R C , et al. Social Support and Survival in Young Women with Breast Carcinoma[J]. Psycho-Oncology, 2012, 21(2):125-133.

[104] Algoe S B , Stanton A L.Gratitude when it is needed most: social functions of gratitude in women with metastatic breast cancer[J]. Emotion, 2012, 12(1):163-168.

[105] Halsted W S.The results of operations for the cure of cancer of the breast

performed at the Johns Hopkins Hospital from June, 1889, to January, 1894[J].Ann Surg,1894,20(5):497-555.

[106]Patey D H,Dyson W H.The prognosis of carcinoma of the breast in relation to the type of operation performed[J].Br J Cancer,1948,2(1):7-13.

[107]Auchincloss H. Signification of location and number of axillary metastases in carcinoma of breast[J].Ann Surg,1963,158(1):37-46.

[108]Davis H H, Neis D D. Distribution of axillary lymph node metastases in carcinoma of the breast[J].Ann Surg,1952,136(4):604-609.

[109]Black M M, Kerpe S, Speer F D. Lymph node structure in patients with cancer of the breast[J].Am J Pathol,1953, 29 (3):505-521.

[110] Saphir O, Amromin G D. Obscure axillary lymph-node metastasis in carcinoma of the breast[J].Cancer,1948,1(2):238-241.

[111] Fisher B , Redmond C , Fisher E R , et al. Ten-Year Results of a Randomized Clinical Trial Comparing Radical Mastectomy and Total Mastectomy with or without Radiation[J]. New England Journal of Medicine, 1985, 312(11):674-681.

[112] Jacobson J A, Danforth D N, Cowan K H, et al. Ten-year results of a comparison of conservation with mastectomy in the treatment of stage I and II breast cancer[J].N Engl J Med,1995,332(14):907-911.

[113]Early Breast Cancer Trialists' Collaborative Group. Effects of radiotherapy and surgery in early breast cancer. An overview of the randomized trials[J].N Engl J Med,1995,333(22):1444-1455.

[114]Van Dongen J A , Voogd A C , Fentiman I S , et al.Long-term results of a randomized trial comparing breast-conserving therapy with mastectomy: European Organization for Research and Treatment of Cancer 10801 trial 7515[J].J Natl Cancer Inst,2000,92(14):1143-1150.

[115] S Litière, Werutsky G, Fentiman I S , et al. Breast conserving therapy versus mastectomy for stage I-II breast cancer: 20 year follow-up of the EORTC 10801 phase 3 randomised trial.[J].Lancet Oncology, 2012,13(4):412-419.

[116]Poggi M M , Danforth D N , Sciuto L C , et al. Eighteen-year results in the treatment of early breast carcinoma with mastectomy versus breast conservation therapy [J].Cancer,2003,98(4):697.

[117] Veronesi U, Cascinelli N, Mariani L, et al. Twenty years of follow-up of a randomized trial comparing breast conserving surgery with radical mastectomy for early breast cancer[J].2002,347(16):1227.

[118] Clarke M . Effects of radiotherapy and of differences in the extent of surgery for early breast cancer on local recurrence and 15-year survival : an overview of the randomised trials[J].Lancet,2005, 366(9503):2087.

[119] Boughey J C , Suman V J , Mittendorf E A , et al. Sentinel Lymph Node Surgery After Neoadjuvant Chemotherapy in Patients With Node-Positive Breast Cancer: The ACOSOG Z1071 (Alliance) Clinical Trial[J]. Jama, 2013, 310(14): 1455-1461.

[120] Pilewskie, Melissa, Mautner, et al. Does a Positive Axillary Lymph Node Needle Biopsy Result Predict the Need for an Axillary Lymph Node Dissection in Clinically Node-Negative Breast Cancer Patients in the ACOSOG Z0011 Era?[J].Ann Surg Oncol,2016,23(4):1123-1128.

[121] Alderman A , Gutowski K , Ahuja A , et al. ASPS clinical practice guideline summary on breast reconstruction with expanders and implants[J]. Plastic & Reconstructive Surgery,2014,134(4):648e-655e.

[122] Fischer J P, Wes A M , Tuggle C T, et al. Risk Analysis of Early Implant Loss after Immediate Breast Reconstruction: A Review of 14,585 Patients[J].Journal of the American College of Surgeons, 2013, 217(6):983-990.

[123] Harmeling J X, Kouwenberg C, Bijlard E, et al. The effect of immediate breast reconstruction on the timing of adjuvant chemotherapy: a systematic review[J]. Breast Cancer Research&Treatment,2015,153(2): 241-251.

[124] Kyeong-Tae, Lee, Goo-Hyun, et al. Comparison of one-stage vs two-stage prosthesis-based breast reconstruction: a systematic review and meta-analysis[J].The American Journal of Surgery, 2016, 212(2):336-344.

[125] Kamali P , Koolen P G L , Ibrahim A M S , et al. Analyzing Regional Differences over a Fifteen Year Trend of One-stage versus Twostaged Breast Reconstruction in 941, 191 Post-Mastectomy Patients [J]. Plastic and Reconstructive Surgery,2016,138(1):135-140.

[126] Giannl L, Eiermann W, Semiglazov V, et al. Neoadjuvant chemotherapy

with trastuzumab followed by adjuvant trastuzumab versus neoadjuvant chemotherapy alone, in patients with HER2-positive locally advanced breast cancer (the NOAH trial): a randomised controlled superiority trial with a parallel HER2-negative cohort [J].Lancet, 2010,375(9712): 377-384.

[127]Von Minckwitz G , Huang C , Mano M , et al.Trastuzumab Emtansine for Residual Invasive HER2-Positive Breast Cancer[J].2019,380(7): 617-628.

[128]Early Breast Cancer Trialists' Collaborative Group(EBCTCG). Long-term outcomes for neoadjuvant versus adjuvant chemotherapy in early breast cancer: meta-analysis of individual patient data from ten randomised trials[J].Lancet Oncol,2018,19(1):27-39.

[129]Chen A M, Meric-Bernstam F, Hunt K K, et al. Breast conservation after neoadjuvant chemotherapy: the MD Anderson Cancer Center experience [J]. J Clin Oncol,2004,22(12):2303-2312.

[130] Baselga J, Bradbury, Eidtmannh, et al. Lapatinib with trastuzumab for HER2-positive early breast cancer (NeoALTTO) : a randomised, open-label, multicentre, phase 3 trial[J].Lancet,2012,379(9816):633-640.

[131] Llombart-cussaca, Cortesj, Parol, et al. HER2-enriched subtype as a predictor of pathological complete response following trastuzumab and lapatinib without chemotherapy in early-stage HER2-positive breast cancer (PAMELA) : an open-label, single-group, multicentre, phase 2 trial - ScienceDirect[J]. Lancet Oncology, 2017,18(4): 545-554.

[132]Slamon D J , Eiermann W , Robert N J , et al. Abstract S5-04: Ten year follow-up of BCIRG-006 comparing doxorubicin plus cyclophosphamide followed by docetaxel (AC→T) with doxorubicin plus cyclophosphamide followed by docetaxel and trastuzumab (AC→TH) with docetaxel, carboplatin and trastuzumab (T[J]. Cancer Research, 2016, 76(4 Supplement):S5-04-S5-04.

[133]Eiermann W, Pienkowski T, Crown J, et al. Phase Ⅲ study of doxorubicin/cyclophosphamide with concomitant versus sequential docetaxel as adjuvant treatment in patients with human epidermal growth factor receptor 2-normal, node-positive breast cancer: BCIRG-005 trial[J]. J Clin Oncol,2011,29(29):3877-3884.

[134] Poggio F, Bruzzone M, Ceppi M, et al. Platinum-based neoadjuvant

chemotherapy in triple-negative breast cancer: a systematic review and meta-analysis [J]. Annals of Oncology, 2018,29(7):1497-1508..

[135]Roche H, Fumoleau P, Spielmann M, et al. Sequential adjuvant epirubicin-based and docetaxel chemotherapy for node-positive breastcancer patients: the FNCLCC PACS 01 Trial [J] . J Clin Oncol, 2006, 24: 5664-5671.

[136]Sparano J A, Gray R J, Ravdin P M, et al.Clinical and genomic risk to guide the use of adjuvant therapy for breast cancer [J].N Engl J Med,2019, 380(25):2395-2405.

[137]Liem G S , Mo F , Pang E , et al. Chemotherapy-Related Amenorrhea and Menopause in Young Chinese Breast Cancer Patients: Analysis on Incidence, Risk Factors and Serum Hormone Profiles[J]. Plos One, 2015, 10(10):e0140842.

[138]Smith I E, Dowsett M, Yap Y S, et al. Adjuvant aromatase inhibitors for early breast cancer after chemotherapy-induced amenorrhoea: caution and suggested guidelines[J]. J Clin Oncol,2006,24(16):2444-2447.

[139] Mohamed, Elkorety Mohamed, Monib Sherif Breast Lymphedema After Conservative Breast Surgery: An Up-to-date Systematic Review [J] Clinical Breast Cancer, 2020(prepublish)

[140] Executive Committee of the International Society of Lymphology. The diagnosis and treatment of peripheral lymphedema: 2020 Consensus Document of the International Society of Lymphology[J].Lymphology,2020,53(1):3-19.

[141]Akezaki Y, Tominaga R, Kikuuchi M, et al.Risk factors for lymphedema in breast cancer survivors following axillary lymph node dissection[J].Prog RehabilMed, 2019,4: 20190021.

[142] Liang Mining, Chen Qiongni, Peng Kanglin, et al. Manual lymphatic drainage for lymphedema in patients after breast cancer surgery: A systematic review and meta-analysis of randomized controlled trials[J] Medicine, 2020, 99(49).

[143] Park Chan Ran, Lee Gayoung, Son Changgue, et al. The Effect of Traditional Medicine for Lymphedema in Breast Cancer Patients: A Systematic Review [J] The Journal of Internal Korean Medicine, 2019.

[144]McNeely M L, Campbell K, Ospina M, et al. Exercise interventions for upper-limb dysfunction due to breast cancer treatment. Cochrane Database Syst Rev

2010;(6) CD005211.(Ia)

[145] Cinar N, Seckin U, Keskin D, et al. The effectiveness in patients with modified radical mastectomy. Cancer Nurs 2008; 31: 160-5. (Ib)

[146] Beurskens C H, van Uden C J, Strobbe L J, et al. The efficacyshoulder function following axillary dissection in breast cancer, a randomized controlled study. BMC Cancer 2007; 7: 166.(Ib)

[147]Wingate L, Croghan I, NatarajanN, et al. Rehabilitation of the mastectomy patient: a randomized, blind, prospective study. Arch Phys Med Rehabil 1989; 70: 21-4.(Ib)

[148] Vorherr H. The breast: morphology, physiology and lactation [M]. New York: Academic Press, 1974.

[149] World Health Organization. Global Cancer Observatory (GCO) : Cancer Today[EB/OL].[2020-04-01].

[150]Loibl S, Lintermans A, Dieudonné A S, et al. Management of menopausal symptoms in breast cancer patients.2011;68(2):148-154.

[151]Cuzick J, Sestak I, Baum M, et al. Effect of anastrozole and tamoxifen as adjuvant treatment for early-stage breast cancer: 10-year analysis of the ATAC trial. Lancet Oncol, 2010,11(12):1135-1141.